LA GOUTTE,

ses différentes formes

et

LES MALADIES QUI S'Y RATTACHENT

ou

LA DIATHÈSE URIQUE

(Arthritisme),

symptômes et traitement

par

le Docteur J. KRAKAUER, de Vienne

(Autriche).

Traduit de l'allemand, d'après la 4e édition.

GEORGES KLEMM, libraire éditeur

BERLIN S.O. 26.

1905.

Dépôt général pour la France:

A. Miesch-Drion, *Grande Pharmacie de la Villette,*

228 Boulevard de la Villette
près la Rotonde,
Paris.

Dépôts pour

l'Afrique-Sud: J. Hirsch, Muizenbourg.

l'Angleterre: Thos. Christy & Co., London E. C., 4, 10 et 12 Old Swan Lane.

l'Australie: W. E. Pickells & Co., à Melbourne, 34, Queen Street.

la Belgique: Th. de Malle, à Liège,

la Bulgarie: Droguerie Stephan Ghenef, à Sophie.

la Chine: Carlowitz & Co., à Hongkong, Canton, Shanghai, Tientsin, Hankow, Tsintau.

l'Ile de Cuba: C. Hempel, à la Havane, Lamparilla 74.

la Danemark: Gustav Lotze, à Odense.

l'Égypte: Eli Cachia, Pharmacien, au Caire.
Geo Myrialaki, Pharmacien, au Caire.
S. Fischer & Cie., à Alexandrie.

l'Espagne: Gustavo Reder, à Madrid, Calle de Zorrilla 23.

la Finlande: Actiebolaget Helsingfors Apotekares, à Helsingfors.
Frithiof Schalien, à Wiborg.

la Grèce: A. S. Krinos, à Athènes.

le Japon: Charles Rohde & Co., à Yokohama et à Hiogo.
J. Schedel, Normal Dispensary, Yokohama.

la Norvège: Baerums Droge- & Kemikalieforretning, à Christiania.

les Pays-Bas. Pharmaceutische Handelsvereeniging, à Amsterdam.

le Portugal: J. Burmeister, à Lisbonne.

la Roumanie: J. Andriescu & C. Relicanu, à Bacu.
Droguerie Brus, à Bucharest.
J. Frati & T. Christescu, à Ploesci.
Mihail Stoenescu, à Bucharest. 2 Strada Academiei.
W. Weinhold, à Bucharest.

la Roumanie: Ilie Zamfirescu, à Bucharest, 4 Strada Academiei.
Economu & Zlatko, à Bucharest.

la Russie: Alf. Th. Busch, à Riga.
Compagnie pharmaceutique russe, à St.-Petersbourg.
Compagnie pharmaceutique de la Russie méridionale, à Kiev.
Cie. W. K. Ferrein, à Moscou.
J. Rutkowski, à Varsovie.
B. Schaskolsky, à St.-Petersbourg.
J. B. Segall, à Vilna et Odessa.
Stoll & Schmidt, à St.-Petersbourg.
K. Wendy, à Varsovie.

la Serbie: Pavle Marinkovic, à Belgrade.
N. Delling, Pharmacien à Belgrad.

la Suisse: E. Nadolny, à Bâle.
Dr. Bender & Dr. Hobein, à Zurich.
C. Geiger, à Bâle.
B. Siegfried, à Zofingen.

la Suède. Apoteket Gripens Droghandel, à Stockholm.
Apoteket Lejonet, à Malmö.
Instruktions-Apoteket Nordstjernan, à Stockholm, Drottninggatan 71.
C. G. Thedenius, à Göteborg.
Apoteket Vasen à Göteborg.
Apoteket Kronau's Droghandel à Göteborg.
Carl G. Pramberg, à Ljusdal.

la Turquie: L. Hensel's Erben, à Constantinople.
Jenny & Vock, à Salonique.
H. Köhler & Co., à Smyrne.
Mendel Kremer „Pharmacie Jérusalem", à Jérusalem.
A. Moore & Co., Pharmacie de Londres, à Smyrne.
Trumpler & Asseo, à Salonique.

LA GOUTTE,

ses différentes formes

et

LES MALADIES QUI S'Y RATTACHENT

ou

LA DIATHÈSE URIQUE

(Arthritisme),

symptômes et traitement

par

le Docteur J. KRAKAUER, de Vienne

(Autriche).

Traduit de l'allemand, d'après la 4e édition.

GEORGES KLEMM, libraire éditeur

BERLIN S.O. 26.

1905.

Table des matières.

Chapitre I.

La Diathèse urique: sa nature.

On se fait généralement une idée incomplète de la valeur de l'expression diathèse urique: on se figure que le mot diathèse urique désigne, purement et simplement, soit la goutte proprement dite, soit des calculs formés dans les reins ou dans la vessie par des concrétions d'acide urique; soit enfin de la gravelle, tout au moins. Un cas quelconque de diathèse urique étant donné, on devrait toujours pouvoir constater l'existence d'une de ces maladies. Cette manière de concevoir la diathèse urique a cours non seulement chez les gens éclairés, mais aussi chez un grand nombre de médecins.

Le temps n'est pas encore bien loin de nous où les mots diathèse urique, goutte, et pierre désignaient des états à peu près identiques: c'est pourquoi l'idée de diathèse urique, conçue comme je viens de le dire, se justifie jusqu'à un certain point. D'un autre côté, on trouvera cette manière de voir tout-à-fait admissible, si l'on veut bien réfléchir que, dans chaque cas particulier de diathèse urique, on cherchait la lésion pathologique produite par la maladie, et qu'on la trouvait même parfois réellement, soit dans une articulation envahie par la goutte, soit dans un calcul de la vessie.

Mais la signification donnée au mot diathèse urique s'est beaucoup élargie pendant ces quarante dernières années: depuis lors on a appris à connaître bon nombre d'affections très différentes qui se rattachent à la diathèse urique, bien que l'on n'y puisse constater la présence de productions pathologiques notables. Ces différentes manifestations morbides, dont il sera question plus loin, sont très intéressantes au point de vue de la nature de la diathèse urique, et pour l'étude approfondie de cette maladie. Leur cause est restée pendant longtemps obscure et inexpliquée: certaines manifestations demeuraient incompréhensibles. Pendant des semaines, des mois, des années même, le malade supportait ses souffrances tantôt avec résignation, tantôt avec révolte, et pendant ce temps-là, le médecin traitant réfléchissait et méditait sur la situation. Un beau jour une attaque de goutte articulaire venait à l'improviste donner la clef de l'énigme: au moment même où survenait l'accès de goutte, toutes les manifestations morbides antérieures disparaissaient comme par enchantement sans laisser de traces et il se passait des mois et même des années sans qu'on les vît revenir. C'est à cette forme pathologique que se rattachent en particulier certaines déterminations morbides de la diathèse urique, avec des troubles neurasthéniques généralisés: ces états ont pour caractéristique une alternative d'excitation et de dépression nerveuses, persistant pendant longtemps, et aboutissant en définitive à une attaque de goutte articulaire.

Avant d'aborder l'étude de la diathèse urique, nous voulons d'abord expliquer ce qu'on entend par le mot diathèse en général. Sous le nom de diathèse, on désigne un état particulier du sang, s'écartant de l'état normal, et qui est le point de départ de plusieurs affections, différentes quant à leur siège, mais semblables quant à leur origine. Dans la diathèse urique, cet état particulier du sang est donc la conséquence de l'existence de l'acide urique qui, généralement, se trouve alors dans le sang en quantité excessive.

L'acide urique est, à proprement parler, un élément constituant normal du sang: on peut en effet le trouver, même assez fréquemment, dans le sang de personnes tout à fait bien portantes, tout au moins en petite quantité. Cependant sous l'influence de certaines conditions, qui augmentent la formation de l'acide urique dans le corps, une plus grande quantité d'acide urique pénètre dans le sang et est ensuite charriée par la circulation sanguine dans toutes les parties de l'organisme: cet acide urique reste, pendant un temps plus ou moins long, en contact immédiat avec les tissus, et finalement il est éliminé du corps avec l'urine, en totalité ou en partie.

L'acide urique jouit de propriétés toxiques à un degré assez marqué: c'est un poison qui se forme de toutes pièces dans notre corps. Quand ce poison se trouve en excès et qu'il n'est pas éliminé complètement, il se produit ce qu'on appelle un empoisonnement chronique ou une autointoxication de l'organisme. On peut donc dire que la diathèse urique est constituée essentiellement par une autointoxication de l'organisme, qui se produit sous l'influence de l'action de l'acide urique

Cette action toxique de l'acide urique se fait sentir sur tous les organes et sur tous les tissus du corps: elle n'épargne même pas les dents et les ongles, pas même les cheveux. Cependant, cette action toxique s'exerce d'une façon différente dans chaque cas particulier, et elle n'attaque pas également tous les organes et tous les tissus. Dans chaque malade en puissance de la diathèse urique, il existe une susceptibilité particulière de certains organes et tissus à l'égard de l'action nuisible exercée par l'acide urique. Cela permet d'expliquer le nombre presque infini des accidents, et des manifestations morbides, qui peuvent se développer sous l'influence de la diathèse urique.

Comme je l'ai déjà indiqué plus haut, l'acide urique se trouve, tout au moins en petite quantité, même dans le sang de sujets tout à fait bien portants: cependant pas plus dans le sang que dans le parenchyme des tissus, on ne trouve cet acide à l'état libre, mais bien sous la forme d'une combinaison avec la soude, à l'état d'urate de soude. L'acide urique pur est presque insoluble dans l'eau et dans le sérum sanguin: il lui faut environ 8000 fois son poids d'eau distillée, à la température du sang pour se dissoudre. En tant que sel, à l'état de combinaison avec la soude, sa solubilité est loin d'égaler celle des autres substances, qui se trouvent dissoutes dans le sang et dans les autres liquides de l'organisme. Le sel formé par cette combinaison, pour peu qu'il se trouve en excès, se précipite facilement à l'état de cristaux de sa solution dans le sang et il se dépose de préférence dans certaines parties du corps, comme par exemple sur les cartilages des articulations des orteils et des doigts. Dans certaines conditions particulièrement favorables, l'acide urique libre peut aussi se précipiter hors de sa combinaison saline dans les liquides destinés à être évacués hors du corps: il se présente alors sous la forme d'une substance amorphe, ou bien sous une forme pulvérulente, ou bien encore sous la forme de cristaux rhomboédriques, comme cela se produit dans la formation des calculs des reins et de la vessie et dans la gravelle urinaire.

Les lecteurs auxquels cette étude s'adresse, seraient peu ou pas intéressés par les variations qui peuvent se produire dans la formation et dans l'élimination de l'acide urique libre et de ses combinaisons avec la soude, et plus rarement avec l'ammoniaque et la potasse, dans différentes autres maladies. Plus tard néanmoins, en étudiant l'urine dans la diathèse urique, nous reviendrons sur les différentes causes qui peuvent déterminer ces écarts et ces variations.

Ainsi que nous l'avons déjà noté précédemment, la diathèse urique est généralement imputable à une formation exagérée de l'acide urique dans le corps et à la présence d'un excès d'acide urique dans le sang; cependant on observe des cas encore assez nombreux, dans lesquels on voit se développer les différentes formes de la diathèse urique, sans que l'on puisse arriver à constater un excès d'acide urique et sans que l'on soit autorisé à admettre l'existence de cet excès. De tels cas présentent, pour le médecin tout au moins, un intérêt tout particulier, car il ne peut guère se rendre compte de leur cause.

Pour mon compte, j'exerce déjà la médecine depuis 37 ans, et depuis 29 ans, j'ai consacré toute mon attention à l'étude du sujet que je traite ici: j'ai recueilli bon nombre d'observations qui m'autorisent à soutenir que dans ces cas-là il existe une susceptibilité bien marquée de certains organes et tissus du corps: cette prédisposition leur donne une sensibilité particulière par rapport à l'action de l'acide urique. C'est grâce à cette susceptibilité exagérée que, dans certains cas, où la production d'acide urique est normale et peut-être même inférieure à la normale, il peut se produire des états morbides, semblables à ceux qui se manifestent chez d'autres personnes, seulement sous l'influence d'une production exagérée d'acide urique. De nos jours cette prédisposition est beaucoup plus commune que beaucoup de personnes ne sont portées à l'admettre: elle est en rapport avec la dégénerescence de la race humaine, qui peut se produire dans les conditions sociales les plus différentes.

En dehors des accidents singuliers, quelquefois transitoires, qui se manifestent souvent pendant plusieurs années avant l'apparition de la maladie, et qui ne peuvent être appréciés à leur juste valeur que par des cliniciens doués d'un grand sens critique, pour en saisir la véritable étiologie, parmi les nombreuses formes de la diathèse urique, la goutte articulaire proprement dite en représente le type fondamental. Quand il est question de la goutte, on pense immédiatement à la diathèse urique et réciproquement; mais il n'en est pas de même cependant, quand il s'agit d'un certain nombre de maladies qui, bien certainement pourtant, se rattachent elles aussi à la diathèse urique.

On peut résumer brièvement de la façon suivante les explications données précédemment au sujet de la nature de la diathèse urique.

1° La diathèse urique consiste essentiellement dans une autointoxication de l'organisme, qui se produit par suite de la formation en général exagérée de l'acide urique dans le corps et par suite de la présence de cet acide urique dans le sang et dans le parenchyme des tissus.

2° Même, en proportion normale, l'acide urique chez des sujets doués d'une susceptibilité particulière, peut provoquer l'apparition d'accidents et de maladies qui ailleurs ne sont déterminées que sous l'influence d'un excès d'acide urique

3° La goutte, et en particulier la goutte articulaire franche, constitue le type fondamental des maladies imputables à la diathèse urique.

Chapitre II.

L'urine et le diagnostic de la diathèse urique.

Pour mieux faire comprendre ce qui va suivre, nous voulons d'abord faire quelques observations générales sur l'urine.

L'urine est un liquide, qui provient du sang et qui est produit par une fonction spéciale des reins: l'urine contient en dissolution un certain nombre d'éléments destinés à être éliminés. Dès lors on entrevoit déjà la grande importance du fonctionnement normal et régulier des reins, qui peuvent être considérés comme les organes de la purification du sang. Si quelque processus morbide, ayant son siège dans les reins, trouble le bon fonctionnement de ces organes, au point d'amener la rétention dans le sang de certains éléments constitutifs de l'urine, en particulier de l'urée et de l'acide urique, la décomposition de ces substances peut produire brusquement certains accidents, qui peuvent mettre la vie en danger immédiat: ces accidents sont connus sous le nom d'Urémie, et ils aboutissent à une issue fatale, quand il devient impossible d'y remédier.

L'urine normale est composée en majeure partie par de l'eau et par les éléments constituants qui s'y trouvent à l'état de dissolution. Parmi les principaux éléments constituants de l'urine, il faut citer: l'urée, l'acide urique et ses combinaisons, les phosphates et les chlorures: la combinaison du chlore avec le sodium ou le potassium donne d'un côté le chlorure de sodium ou sel marin, et de l'autre côté le chlorure de potassium; la combinaison du chlore avec l'ammonium donne le chlorure d'ammonium; enfin on y trouve certaines matières colorantes, qui donnent à l'urine sa couleur propre Par suite de la présence des éléments qui s'y trouvent à l'état de solution, l'urine a toujours un poids spécifique plus élevé que celui de l'eau et à l'état normal sa densité varie de 1,018 à 1,025.

Parmi les éléments anormaux ou pathologiques de l'urine, on peut citer: le mucus, le pus et le sang qui peuvent provenir d'un point quelconque de l'appareil urinaire, depuis les reins jusqu'au méat urinaire; d'un autre côté, on y trouve de nombreux éléments biliaires et enfin de l'albumine et du sucre: la présence de ces différents éléments dans l'urine peut présenter une grande importance au point de vue pathologique. On trouve encore dans l'urine certains éléments figurés provenant des reins et de la vessie: ce sont des cellules épithéliales et des cylindres provenant d'un processus inflammatoire des reins, et des cellules épithéliales provenant de la vessie; enfin, on y trouve différents sédiments: les uns existent déjà tout formés dans l'urine, ce sont des précipités amorphes, pulvérulents on cristallisés, qui se déposent immédiatement après l'émission de l'urine; d'autres éléments au contraire ne sont pas encore constitués et ils se déposent seulement quand l'urine est restée en repos pendant un certain temps. Nous ne dirons rien ici des autres substances, non plus que de certains médicaments qui peuvent se trouver accidentellement dans l'urine.

Parmi les éléments normaux entrant dans la composition de l'urine que nous venons d'énumérer, celui qui nous intéresse le plus ici, c'est l'acide urique et sa combinaison la plus fréquente avec la soude, car l'acide urique constitue lui-même la cause fondamentale de la diathèse urique et la cause de son expression principale, la goutte

Les médecins ont attribué et attribuent encore de nos jours une grande importance, au point de vue du diagnostic, à l'élimination de l'acide urique avec l'urine, dans la goutte et dans les autres formes de la diathèse urique. Quand dans la diathèse urique, ou bien dans la goutte, on ne trouvait aucun symptôme bien évident de la maladie, et qu'on en était réduit pour ainsi dire à la soupçonner, on admettait que l'urine évacuée devait contenir un excès d'acide urique. Si l'on ne constatait rien de tel, dès lors beaucoup de médecins mettaient en doute la réalité de l'existence de la diathèse urique, ou bien de la goutte. Mais nous allons voir bientôt que cette manière de voir est erronée et que l'on ne peut tirer de cette constatation aucune conclusion au sujet de la réalité ou de l'absence de la diathèse urique, ou bien de la goutte.

L'urée et l'acide urique sont des substances azotées qui se forment dans le corps, par suite d'un processus bio-chimique, aux dépens de l'albumine des aliments: ce sont les derniers termes de la transformation ou de l'élaboration de l'albumine, qui sert à l'entretien du sang et des tissus: ces déchets ou résidus n'ont plus dès lors aucun rôle à jouer dans l'organisme et ils sont éliminés avec l'urine à l'état de matières résiduaires, pour ainsi dire.

Dans les conditions ordinaires et avec un régime mixte habituel, l'acide urique, éliminé en 24 heures dans l'urine d'un homme bien portant, se monte en moyenne à 0,60 centigrammes; tandis que pendant le même laps de temps et dans les mêmes conditions, l'urée éliminée s'élève en moyenne à 36 ou 37 grammes. Le rapport de l'acide urique à l'urée, pour l'urine rendue en 24 heures, dans les mêmes conditions, chez un homme sain et bien portant, est donc dans la proportion de un quarantième ou un quarante-cinquième.

Des changements dans le régime et dans la manière de vivre, un excès de fatigue, le séjour dans une atmosphère riche en oxygène, l'usage de certains médicaments, déterminent différents écarts dans le rapport de l'acide urique à l'urée. Avec un régime fortement ou exclusivement carné, le rapport de l'acide urique à l'urée augmente; pendant la diète, ou quand il est fait seulement usage d'une alimentation non azotée, l'acide urique diminue et il peut même disparaître complètement dans l'urine: du reste le même effet se produit à la suite d'inhalations d'oxygène. L'absorption de l'eau en grande quantité est suivie d'une diminution marquée de la quantité d'acide urique éliminée.

Il n'y a pas lieu de s'étendre d'avantage ici sur la quantité d'acide urique éliminée et sur son rapport avec l'urée, dans certaines affections fébriles et dans d'autres maladies qui ne se rattachent pas à la diathèse urique.

Plusieurs expérimentateurs ont entrepris des recherches au sujet de l'élimination de l'acide urique, chez un grand nombre de sujets sains et bien portants et vivant à peu près dans les mêmes conditions, pour se rendre compte si la quantité d acide urique est constante, ou à peu près constante dans tous les cas. Ces observations ont alors démontré que l'élimination de l'acide urique est sujette à des variations importantes, mais que néanmoins elle reste comprise entre certaines limites physiologiques: cela signifie, en d'autres termes, que de ces variations on ne peut tirer aucune induction pratique au point de vue de l'existence possible d'un état pathologique quelconque.

Quant à la quantité d'acide urique éliminée et à son rapport avec l'urée dans la diathèse urique, cette proportion reste à peu près la même que chez les sujets bien portants. On ne peut donc s'appuyer sur ce fait pour établir avec quelque certitude le diagnostic de la diathèse urique. Au contraire nous constatons dans la goutte chronique et pendant un accès de goutte aiguë, de notables différences dans la quantité d'acide urique éliminée, différences qui possèdent une véritable valeur diagnostique; à vrai dire ce sont là toutefois des renseignements bien superflus, car dans ces conditions et en présence de symptômes bien marqués, on ne peut conserver aucun doute sur l'existence de la diathèse urique chez les sujets en question.

De nombreuses analyses d'urine dans des cas de goutte chronique ont donné les résultats suivants: l'urine est émise en plus grande quantité qu'à l'état normal: elle est d'une teinte plus pâle et sa densité est moindre.

L'acide urique est constamment en quantité moindre; excepté dans certains cas extraordinaires, la quantité d'urée se maintient au même taux qu'à l'état de santé, quand on ne fait aucun changement dans le régime alimentaire.

Souvent on peut constater des traces d'albumine dans l'urine.

Pendant un accès de goutte aiguë, l'élimination de l'acide urique se trouve fortement augmentée au début, mais elle diminue bientôt de nouveau, à mesure que les accidents aigus disparaissent.

Partant de l'hypothèse que les personnes, qui présentent les symptômes de la goutte ou de la diathèse urique, éliminent avec leur urine de l'acide urique libre, c'est-à-dire de l'acide urique se précipitant facilement de sa combinaison, le Docteur Pfeiffer a proposé une méthode pour la recherche de cet acide urique libre. Voici en quoi consiste cette méthode: une certaine quantité d'urine est filtrée à travers un filtre contenant de l'acide urique pur; de cette façon tout l'acide urique libre de l'urine sera retenu sur le filtre en totalité ou en partie. Le Dr. Pfeiffer a attribué une grande valeur diagnostique à cette méthode pour la recherche de l'acide urique libre et il a avancé que dans n'importe quel cas, quand l'analyse donne des résultats bien positifs, on peut avec assurance diagnostiquer la diathèse urique.

Le Professeur Ebstein, de Göttingen, qui fait autorité en matière de diathèse urique a, avec un zèle louable et beaucoup d'habileté, soumis cette méthode à une étude minutieuse et il y a trouvé beaucoup de sources d'erreurs. Ses recherches ont été effectuées avec une méthode perfectionnée, sur des sujets atteints d'accidents goutteux ou d'autres manifestations de la diathèse urique: il en a conclu que l'acide urique retenu sur le filtre ne peut pas autoriser à admettre la réalité de la goutte ou de la diathèse urique, car chez certaines personnes bien portantes, on peut retrouver sur le filtre une égale quantité d'acide urique libre et dans certaines conditions on peut même en trouver une quantité supérieure.

De tout cela il résulte que, au point de vue de l'élimination de l'acide urique, cet examen de l'urine ne peut en somme fournir aucun indice certain pour le diagnostic de la goutte ou de la diathèse urique.

Quelques cliniciens ont voulu tirer de la quantité des phosphates éliminés avec l'urine un élément de diagnostic pour la diathèse urique et en particulier pour la goutte. La quantité des phosphates éliminés oscille à l'état normal entre 1 et 9 grammes par jour et elle est en moyenne de 2,5 gr.: dans quelques cas particuliers de goutte, on a constaté une diminution notable des phosphates qui sont descendus à 0,5 gr., et même il y a eu des journées où les phosphates de chaux et de magnésie faisaient absolument défaut. Mais ces quelques observations isolées se trouvent en contradiction avec d'autres très nombreuses faites dans cette direction et qui n'ont pas confirmé les constatations antérieures. Au point de vue du diagnostic de la goutte ou de la diathèse urique, on ne peut donc tirer aucune conclusion des variations de la quantité des phosphates éliminés, même quand cette élimination serait très faible.

On trouve quelquefois dans l'urine des sédiments ou dépôts d'acide urique pur (cristaux rhomboédriques); ou bien d'acide urique combiné avec la soude (aiguilles cristallisées); ou bien sous forme d'une masse amorphe; ou bien enfin sous forme de sable semblable à de la poudre de brique fine: tous ces sédiments n'auront donc aucune valeur pour le diagnostic de la diathèse urique, à moins qu'ils ne se produisent d'une façon constante ou au moins très fréquemment pendant un certain laps de temps. Une apparition passagère de ces sédiments ne constitue pas une indication diagnostique, car on observe ce fait encore assez fréquemment chez des sujets tout à fait bien portants, après un ou plusieurs repas plantureux, surtout quand on a mangé beaucoup de viande et bu beaucoup de boissons alcooliques.

D'un autre côté on constate des sédiments dans l'urine de certaines personnes qui souffrent d'accès de goutte aiguë à rechutes. dans les intervalles des attaques, même avec une alimentation modérée et mesurée, et ce fait se produit très fréquemment, sinon régulièrement. En outre dans la goutte chronique, on trouve de temps en temps dans l'urine des sédiments d'acide urique cristallisé ou amorphe.

Parmi les éléments pathologiques que l'on rencontre dans l'urine des sujets atteints de diathèse urique ou de goutte, il convient de mentionner encore: l'albumine et le sucre, et en outre les éléments figurés qui proviennent des reins: ce sont des cellules épithéliales et des cylindres (tubuli) provenant des canalicules urinifères; les cellules épithéliales provenant de la vessie; et enfin du mucus, du pus ou même du sang provenant des voies urinaires. Néanmoins ces dernières substances observées dans l'urine appartiennent à une période beaucoup plus avancée de la diathèse urique: leur présence dénote que le processus inflammatoire a déjà envahi les reins et la vessie et qu'en outre, d'autres altérations pathologiques se sont déjà constituées dans le corps. Nous aurons l'occasion de revenir sur ces accidents dans un des chapitres suivants.

Pour qu'un examen de l'urine puisse être de quelque utilité il faut que cet examen soit en quelque sorte la résultante d'une série d'analyses: un seul examen est dans la plupart des cas absolument sans valeur. Quand on examine l'urine d'un malade en sa présence, pour constater si elle renferme de l'albumine, du sucre, ou même simplement des traces de ces substances, cette analyse constitue une simple mise en scène, qui parfois intéresse le patient et souvent même lui en impose; mais même dans le cas où l'on obtient un résultat positif, le médecin ne pourra encore rien conclure au sujet de la marche de la maladie. La composition de l'urine, sous le rapport de la quantité, de la couleur, de la densité et des parties constituantes fixes, varie très notablement à l'état de santé et elle dépend avant tout du régime alimentaire, du genre de vie, du repos, de l'exercice etc. Chez les malades ces différences dans la constitution de l'urine sont encore bien plus prononcées et on doit savoir en tenir compte. Cette remarque a une grande importance, surtout au point de vue des manifestations de la diathèse urique, qui généralement se développent plus tardivement et qui attaquent le système vasculaire et les reins. On doit donc examiner chaque fois la quantité d'urine émise en 24 heures et il convient de comparer le résultat d'une journée avec celui de plusieurs autres journées et même avec le résultat des jours intermédiaires. C'est la moyenne seule de ces analyses qui peut nous fournir une idée exacte de la composition de l'urine dans tel ou tel cas donné: mais ce n'est pas tout, il faut encore naturellement tenir compte des circonstances particulières, c'est-à-dire du régime alimentaire, de la manière de vivre, de la fatigue, du repos et des autres influences, quelles qu'elles soient.

Chapitre III.

Les causes de la diathèse urique (étiologie).

Pour que le lecteur soit à même de mieux comprendre les causes de la diathèse urique, il est indispensable de lui expliquer d'abord quels sont les organes de notre corps où se produit surtout la formation de l'acide urique.

On n'est pas encore arrivé à se mettre d'accord sur le point spécial où se formerait l'acide urique: il règne à ce sujet différentes théories qui toutes s'appuient sur des faits: les unes prétendent que la production de l'acide urique s'opère dans tout le corps; les autres en cherchent le point de départ seulement dans certains organes; d'autres enfin soutiennent que la formation de l'acide urique est rendue possible seulement par suite de troubles fonctionnels du système nerveux. Ces théories, surtout la dernière, ne peuvent résister à une critique quelque peu sérieuse. Quoi qu'il en soit, il semble démontré que le foie est le centre principal de production pour l'acide urique, aussi bien que pour l'urée du reste. Cette circonstance seule nous oblige donc déjà à faire connaître au lecteurs les fonctions du foie, dans la mesure du possible, bien entendu.

Le foie est la glande la plus volumineuse du corps humain, et il joue dans l'entretien de l'organisme un des rôles les plus importants. L'arrêt dans le fonctionnement du foie entraînerait rapidement la mort.

Le foie a trois fonctions principales à remplir: 1° la sécrétion de la bile; 2° la production d'une matière sucrée, glycogène; 3° l'élaboration ou transformation complète des substances azotées, qui proviennent de l'albumine de nos aliments ou bien encore des échanges moléculaires de nos tissus: l'acide urique et l'urée sont le résultat ultime de ces transformations.

La bile est destinée à rendre assimilables les corps gras qui entrent dans notre alimentation: la bile dissout ces aliments et leur permet d'être digérés. Une partie de la bile est résorbée dans l'intestin, tandis qu'une faible partie chemine tout le long du canal intestinal, tout en stimulant les mouvements péristaltiques de l'intestin et en s'opposant aux décompositions putrides et enfin en communiquant aux selles leur couleur particulière. Certaines troubles dans la sécrétion de la bile par le foie peuvent avoir pour résultat l'ictère ou jaunisse, la gravelle et les calculs biliaires, et par suite les accidents qui s'y rattachent, c'est-à-dire les accès de coliques hépatiques.

Le glycogène, qui se forme aux dépens des matières sucrées contenues dans nos aliments, est ensuite transformé de nouveau partiellement en sucre par un ferment spécial du foie: ce sucre passe alors dans le sang et y est brûlé, c'est-à-dire décomposé avec dégagement de chaleur. De sa réserve de glycogène, le foie ne cède que ce qui est nécessaire pour subvenir aux besoins du corps. Les troubles fonctionnels du foie qui compromettent la formation du glycogène, ont pour résultat le diabète, ou la glycosurie.

L'urée et l'acide urique sont des produits de désassimilation provenant de l'élaboration des parties azotées de nos aliments par l'intermédiaire du foie. Ce sont pour ainsi dire des déchets qui n'ont plus aucun rôle à jouer dans le corps et qui sont destinés à en être éliminés par l'intermédiaire des reins. Comme je l'ai déjà noté précédemment, l'urée est très facilement soluble dans le sang et dans les liquides organiques, tandis que l'acide urique au contraire se dissout relativement très difficilement, et en outre ses combinaisons se décomposent avec la plus grande facilité. L'urée et l'acide urique forment les derniers termes dans la série des transformations que subissent les matières albuminoïdes pendant leur élaboration.

Même quand elle est formée en grande quantité, par suite d'une alimentation richement azotée, l'urée est inoffensive pour l'organisme, par le fait même de sa très grande solubilité, aussi longtemps que les reins sont sains et qu'ils éliminent facilement l'urée avec l'urine. Il n'en est pas de même pour l'acide urique: quand il se forme en excès, l'acide urique, par suite de ses propriétés toxiques bien connues, détermine différents processus inflammatoires et certains états pathologiques, qui tirent leur physionomie propre de la susceptibilité particulière des organes et des tissus. En outre, par suite de sa faible solubilité et de la tendance qu'il a de se précipiter de ses solutions, l'acide urique détermine la formation de dépôts dans certains endroits prédisposés du corps; ces dépôts sont le point de départ de certaines maladies spéciales, comme c'est le cas pour la goutte articulaire et pour les calculs des reins et de la vessie. Il y aurait encore lieu d'ajouter ici que l'urée est un produit oxygéné plus avancé que l'acide urique dans la série des produits résultant de la transformation des substances albuminoïdes: mais il n'est pas encore bien démontré que l'acide urique soit précisément le terme ou le produit qui précède l'urée.

Les troubles fonctionnels du foie peuvent déterminer un changement dans le rapport de l'urée à l'acide urique, en faveur de ce dernier, ou en d'autres termes ces troubles peuvent amener une production exagérée d'acide urique et ainsi se trouve constitué un certain état du sang que nous désignons sous le nom de lithémie: par ce mot nous voulons simplement indiquer un état particulier, dans lequel le sang charrie une quantité d'acide urique supérieure à la normale. Cet état du sang constitue ordinairement la cause essentielle de la diathèse urique.

Pendant les cinq dernières années, d'autres théories ont encore été mises en avant au sujet de la diathèse urique, ou bien de la goutte. Le Docteur Kolisch, de la clinique du Professeur Neusser, de Vienne, a, entre autres, publié une théorie d'après laquelle ce ne serait pas, à proprement parler, l'acide urique qui serait la cause de la diathèse urique ou de la goutte. D'après cette théorie, la diathèse urique se produirait à la suite d'une décomposition exagérée de la nucléine, c'est-à-dire de l'albumine des noyaux cellulaires des tissus, et surtout des globules blancs: il se forme alors une grande quantité de corpuscules que le Docteur Kolisch appelle „Alloxurkörper", corps alloxuriques. C'est à ces corpuscules qu'il attribue l'action toxique proprement dite sur l'organisme et il leur attribue l'origine des différentes manifestations de la diathèse urique et en même temps de la goutte. Dans cette publication, il propose de remplacer l'expression de „Harnsaure Diathese", diathèse urique, par la dénomination de „Alloxur-Diathese", diathèse alloxurique.

Dans le No. 4 de la Presse médicale de Vienne, de l'année 1898, j'ai consacré un long article à la valeur alimentaire du Képhir dans les maladies se rattachant à la diathèse urique et dans d'autres maladies encore; dans cette étude, j'ai démontré les contradictions de cette thèorie au point de vue clinique, et j'ai fait particulièrement ressortir le fait suivant: quand bien même on consentirait à admettre cette théorie, la différence entre la diathèse urique et la diathèse alloxurique ne serait pas bien grande en définitive, puisque les corpuscules alloxuriques ne sont qu'une forme primitive de l'acide urique, dans le processus ou la série des transformations de l'albumine du nucléus, pour la diathèse urique.

Nous devons donc attendre des recherches ultérieures sur ce sujet pour faire la lumière complète sur la nature de la diathèse urique; c'est pourquoi nous nous contenterons provisoirement, au sujet de la goutte et aussi de la diathèse urique, d'admettre la manière de voir, que professent encore à cet égard des spécialistes bien connus, aussi bien chez nous qu'à l'étranger.

Ainsi qu'on a pu s'en rendre compte par ce qui précède, la cause principale de la diathèse urique doit donc être attribuée à un trouble fonctionnel spécial du foie, en ne tenant pas compte bien entendu des autres parties du corps où l'acide urique peut encore se former. On doit maintenant se demander: quels sont les facteurs ou les causes qui déterminent ces troubles fonctionnels? Le facteur le plus important sous ce rapport, c'est sans contredit un régime alimentaire défectueux. Quand des substances riches en albumine, la viande surtout, constituent principalement la base de l'alimentation, le foie est condamné à l'élaboration d'une quantité de matériaux trop considérable pour qu'il puisse en venir à bout. Qu'un tel régime habituel soit continué pendant longtemps, le foie est surmené, congestionné, hypertrophié: il se forme ce qu'on appelle un état de pléthore et le résultat aboutit à une production exagérée d'acide urique. Quand à un tel régime se joint le manque d'exercice, ou même une vie tout à fait sédentaire, alors la cause de ces troubles fonctionnels du foie est comme multipliée par elle-même. En effet, le manque d'oxygène diminue les oxydations des matières albuminoïdes et par suite il se forme plus d'acide urique que d'urée. Dans ces conditions l'apparition de la diathèse urique n'est qu'une question de temps, que la maladie se manifeste sous sa forme classique, la goutte, ou bien sous une de ses autres formes.

A côté du régime où la chair des animaux occupe la première place, il y a encore à tenir compte de la digestibilité des différentes espèces de viandes et de leur assaisonnement avec des épices fortes: il y a là un facteur étiologique très important, qui favorise puissamment la production de la diathèse urique.

Il y a bien, à vrai dire, des hommes qui consomment de la viande et d'autres aliments azotés en grande quantité sous avoir à souffrir des troubles fonctionnels du foie, dont je viens de parler; mais ce sont des gens qui mènent une vie très active, qui se livrent à un travail physique fatigant et qui, vivant au grand air, font une grande consommation d'oxygène. Mais quand l'âge arrive et que l'énergie du corps diminue, alors l'activité fonctionnelle des organes diminue, le travail s'exécute péniblement, et c'est alors que se montrent, sous une forme ou sous une autre, les résultats d'un regime trop azoté.

D'un autre côté, il y a bien des gens qui, tout en consommant peu de viande pour leur nourriture, sont néanmoins atteints de diathèse urique. D'ordinaire ces personnes-là ne peuvent supporter aucune boisson alcoolique, même prise en très petite quantité. Dans ces cas-là, c'est à une insuffisance fonctionnelle innée du foie qu'il faut attribuer la maladie. Chez ces sujets-là, l'activité fonctionelle du foie reste de beaucoup au-dessous de la moyenne normale; ce n'est qu'avec peine qu'elle peut suffire à des exigences minimes, pour élaborer convenablement les matières albuminoïdes: de ce peu de matières azotées, elle arrive à faire de l'acide urique en excès. Dans ces conditions, les manifestations de la diathèse urique se rapportent le plus souvent à l'estomac, à l'intestin, au système nerveux et à la peau: il se produit rarement, chez ces malades, de la véritable goutte franche ou bien des accidents calculeux. Au contraire, pendant plusieurs années à l'avance, ces malades sont atteints de désordres dans la sécrétion de la bile, de gravelle biliaire et de calculs hépatiques, avec des attaques réitérées de coliques hépatiques et d'ictère ou jaunisse.

Les éléments sucrés et féculents contenus dans nos aliments n'exercent aucune influence directe sur la genèse de la diathèse urique, car eux-mêmes n'ont aucune influence sur la production de l'acide urique. Et cependant ces substances, quand on en abuse, sont nuisibles aux personnes qui sont atteintes de la goutte et d'autres manifestations arthritiques. Le sucre, nous voulons parler ici surtout du sucre de canne et du sucre de lait, le sucre, après son ingestion, se décompose facilement: le sucre de canne subit la fermentation alcoolique, tandis que le sucre de lait se transforme en acide lactique et en acide butyrique. Pendant le cours de ces transformations, les matières sucrées, étant des substances très oxydables, absorbent rapidement une grande quantité d'oxygène: c'est ainsi qu'elles empêchent ou ralentissent l'élaboration des substances albuminoïdes, en leur enlevant de l'oxygène: en somme ce processus aboutit à la formation d'un excès d'acide urique. Les faits se passent à peu près de la même manière, après l'absorption des substances féculentes qui commencent par se transformer en sucre.

Quant à ce qui est des substances grasses qui entrent dans notre alimentation, elles n'agissent pas non plus d'une manière directe, en augmentant la production de l'acide urique, mais comme elles se décomposent facilement, en absorbant de l'oxygène, elles nuisent à l'élaboration des substances albuminoïdes et cela a naturellement pour résultat une production d'acide urique. En outre, l'abus des aliments gras amène le dépôt et l'accumulation de la graisse dans le corps et par suite cela met obstacle à l'échange moléculaire dans le parenchyme des tissus: ajoutons enfin que les corps gras ont aussi de la tendance à subir la fermentation butyrique Ces deux facteurs interviennent également pour troubler l'élaboration normale des substances azotées.

Après les substances alimentaires, il y a lieu d'étudier d'abord, au point de vue de l'étiologie de la diathèse urique, les boissons dont nous faisons habituellement usage pendant nos repas et en dehors de nos repas.

Une eau potable pure et de bonne qualité est, bien entendu, tout à fait inoffensive sous ce rapport: l'eau a même une action favorable, parce qu'elle délaye les aliments qui ont été préalablement mâchés et triturés, et par suite elle favorise leur dissolution et leur absorption dans l'estomac et dans l'intestin.

Au contraire, les boissons alcooliques exercent une influence nuisible incontestable, et elles jouent un grand rôle dans la production de l'acide urique, et par conséquent dans la genèse de la diathèse urique en général, et de la goutte en particulier. L'eau-de-vie, le vin et la bière sont les boissons habituelles dont nous voulons dire quelques mots ici.

L'alcool, sous forme d'eau-de-vie, a une action insignifiante sur la production de l'acide urique, en admettant même qu'il ait quelque influence effective et réelle. La chose est prouvée par ce fait que la goutte est une maladie à peu près inconnue dans certains pays où la consommation de l'alcool est très considérable. Cependant on admet que l'usage et surtout l'abus immodéré de l'alcool constitue un facteur nuisible, qui produit des lésions des reins et du foie et peut hâter l'apparition des accès de goutte, chez les sujets prédisposés à cette affection.

L'action du vin dans la genèse de la diathèse urique est plus directe: la différence d'action des différentes espèces de vins n'est qu'une question de degré, ils agissent tous plus ou moins fortement. Les vins légers et bien fermentés sont les moins nuisibles et il y a même bien des gens qui nient absolument leurs mauvais effets. Au contraire les vins forts, contenant une grande quantité de substances non fermentées, doivent sans contredit être considérés comme des boissons qui engendrent la diathèse urique, et particulièrement la goutte. Après l'absorption d'un ou deux verres d'un vin fort généreux, par exemple du Xérès ou du Malaga etc., on observe assez fréquemment un accès de goutte aiguë ou une abondante évacuation de gravelle. En outre l'acidité naturelle de certains vins augmente encore cette action nocive, vu que, en fin de compte, on doit considérer les acides comme une cause adjuvante de la diathèse urique.

2*

Parmi les boissons fermentées, à base de malt, la boisson qui représente à l'état liquide le pain et la viande des pauvres gens, la bière, joue un rôle essentiel dans l'étiologie de la goutte: quand leur consommation de viande est insuffisante, les malheureux y suppléent par la bière. Après des abus de bière prolongés pendant des années, on voit se développer chez eux la goutte ou toute autre forme de la diathèse urique, bien que l'on ne puisse constater chez ces malades aucune tare héréditaire ou aucune autre espèce de prédispositon.

Parmi les causes que l'on nomme prédisposantes, l'hérédité est une des plus puissantes pour la diathèse urique. Après avoir gagné la goutte en vivant plantureusement, en mangeant bien et en buvant sec, tout en menant une vie peu active, les ascendants transmettent cette maladie à leurs descendants dans 90 cas sur 100 environ. Prenons d'un autre côté un pauvre diable, exempt de toute tare héréditaire, qui, par suite d'heureuses spéculations ou par suite d'une chance favorable, est parvenu à une certaine aisance: celui-là contractera la goutte en vivant d'une manière contraire à ses anciennes habitudes et il sèmera le germe qui chez ses descendants produira des fruits qui n'ont rien d'enviable. Il est intéressant de constater que les descendants successifs de parents goutteux sont fréquemment atteints de la même forme de la goutte; mais il arrive non moins fréquemment que le fils ou la fille d'un père atteint de goutte articulaire franche est affligé d'une tout autre forme de la diathèse urique. Je veux encore signaler ici un autre fait curieux: chez les sujets en puissance de la tare héréditaire, les manifestations de la diathèse urique ont coutume de débuter alors que les sujets sont encore relativement jeunes; tandis que les personnes qui contractent la diathèse urique par suite d'une manière de vivre antihygiénique, la maladie ne se montre que pendant l'âge mûr, ou même à un âge très avancé. En général les femmes sont moins exposées que les hommes au danger d'êtres atteintes par les maladies qui se rattachent à la diathèse urique, et cela aussi bien pour la goutte héréditaire que pour la goutte acquise. Mais quelle que soit la puissance de l'hérédité dans l'étiologie de ces différentes affections, aussi bien que dans l'étiologie d'autres maladies du reste, il est bien certain cependant que, grâce à un genre de vie approprié de bonne heure à la condition et à la situation particulières du sujet, on peut très bien conjurer le danger de la diathèse urique.

Le surmenage intellectuel, les chagrins et les soucis de toute nature, les tourments et l'inquiétude poignante au sujet de la réussite ou de l'échec d'entreprises hasardeuses etc., sont des causes prédisposantes généralement admises par tout le monde. Toutes ces causes jouent certainement un rôle plus ou moins important, car on peut les considérer comme des facteurs qui entravent le fonctionnement du foie. Les personnes étrangères à la médecine savent bien elles-même que, à la suite d'une de ces causes, on peut voir survenir le diabète par exemple, maladie qui consiste surtout, elle aussi, dans un trouble fonctionnel du foie. Quand au surmenage intellectuel, en particulier, il est ordinairement accompagné d'une vie sédentaire, circonstance qui à elle seule, ainsi que nous l'avons déjà indiqué, peut suffire pour empêcher l'élaboration des substances albuminoïdes et par cela même peut déterminer une augmentation de la production de l'acide urique. Il est donc bien évident que ces deux facteurs se corroborent mutuellement dans leur action nocive particulière.

Une cause prédisposante remarquable de la diathèse urique, se traduisant sous forme de goutte, se trouve dans l'intoxication saturnine ou empoisonnement par le plomb. Chez un grand nombre d'ouvriers employés à la fabrication des couleurs à base de plomb, le blanc de céruse par exemple, on observe fréquemment des déformations tout à fait particulières des mains et des pieds: ces déformations sont constituées par des dépôts d'urates alcalins dans le voisinage des articulations des doigts et des orteils. Dans ce cas les manifestations et accidents goutteux ne sont pas la conséquence d'une formation exagérée d'acide urique, mais ils dénotent plutôt une élimination défectueuse et insuffisante; de telle sorte que le sang est comme saturé d'acide urique. Il convient de mentionner encore un détail qui se rattache à cette maladie: les personnes atteintes de la goutte éprouvent une susceptibilité particulière à l'égard de l'intoxication saturnine. Quoi qu'il en soit, cette influence réciproque qu'exercent l'une sur l'autre le saturnisme et la goutte, constitue certainement un fait intéressant.

L'influence des variations de température, en tant que cause occasionnelle de la goutte, est un fait incontestable. C'est ainsi que des goutteux sont fréquemment atteints d'une attaque de goutte aiguë, quand règnent les vents froids du Nord-Est. La suppression brusque de la transpiration cutanée augmente la formation de l'acide urique et l'on observe bientôt après un état d'acidité plus prononcée de l'urine, et on y constate un abondant précipité d'urates ou bien d'acide urique libre. Les sujets atteints de diathèse urique ne réagissent pas de la même manière à l'égard des variations atmosphériques: l'état de certains malades empire pendant les froids, et ces malades forment la majorité, vu que chez eux l'activité des fonctions cutanées se trouve alors diminuée. D'autres malades au contraire souffrent davantage pendant les chaleurs, probablement parce que les oxydations s'opèrent alors d'une façon défectueuse. En général les sujets, dont l'activité des fonctions cutanées est intacte et active, supportent mieux ces changements que les sujets dont la peau est sèche et entre difficilement en transpiration.

Sous le rapport de l'étiologie, il y aurait encore bien des causes occasionnelles à mentionner: mais ces causes, à proprement parler, doivent être considérées comme des causes locales déterminant l'apparition des accidents goutteux. En effet nous constatons très fréquemment que la localisation d'une affection goutteuse est déterminée par la nature même des occupations du patient. Chez les cochers, les charretiers, les blanchisseuses et les manœuvres, ce sont les mains qui sont prises. Le gros orteil est le siège de prédilection de la goutte. Un coup, un choc, ou toute autre lésion, qui atteint un point quelconque du corps, provoquent chez le goutteux une manifestation goutteuse à l'endroit blessé, manifestation qui se reproduit au même endroit, même au bout de plusieurs années, et qui fait revivre le souvenir de la blessure oubliée depuis longtemps déjà.

Chapitre IV.

Différentes formes et symptômes de la diathèse urique.

L'acide urique est un poison qui se forme d'une façon continue dans le corps: ce poison peut attaquer tous les organes et tous les tissus du corps humain; il n'y a donc pas lieu de s'étonner si la diathèse urique entraîne à sa suite un nombre presque infini de maladies et de symptômes qui, sous le rapport étiologique doivent, il est vrai, être rattachés à la même origine. Mais ces états morbides, dans les particularités essentielles de leurs manifestations et de leur marche, sont cependant bien différents les uns des autres et sont même considérés par beaucoup d'auteurs comme des maladies indépendantes.

La diathèse urique embrasse un vaste ensemble de troubles fonctionnels des différents organes, et dans le cours de son évolution elle produit des altérations dans la structure des tissus: ces lésions portent essentiellement sur le tissu conjonctif. La marche de la maladie est extraordinairement lente et chronique et se prolonge souvent en évoluant jusqu'à la mort. Cette diathèse se développe à la suite d'une prédisposition héréditaire ou acquise de l'organisme; on trouve dans l'urine un excès des produits de désassimilation qui se forment dans le corps, par suite de l'élaboration des substances albuminoïdes, provenant des aliments et par suite de la désassimilation de l'albumine des tissus. Les produits de désassimilation et d'élaboration des substances azotées, dont l'acide urique constitue le dernier terme, sont tous plus ou moins toxiques dans leurs formes intermédiaires; par suite, quand ils sont en excès, ils exercent, surtout l'acide urique, une certaine irritation sur les organes et les tissus: ceux-ci sous cette influence réagissent à leur tour d'une manière différente et déterminent les nombreuses manifestations symptomatiques, qui souvent surprennent et embarrassent le médecin, qui n'est pas bien familiarisé avec la question. Mais non seulement l'acide urique et ses termes intermédiaires produisent ces phénomènes irritatifs et plus tard provoquent des altérations de structure, ou des lésions; le même résultat peut tout aussi bien se produire dans des conditions où la production des dérivés de l'albumine et particulièrement de l'acide urique reste dans les limites de la normale et même au-dessous de la normale. Dans ces cas, qui, d'après mes observations personnelles, deviennent de plus en plus fréquents à l'époque où nous vivons, il y a lieu d'attribuer un rôle essentiel à la susceptibilité exagérée des organes et des tissus par rapport à l'action toxique de l'acide urique. Je suis même porté à admettre que les produits intermédiaires, qui précèdent l'acide urique pendant l'élaboration des substances azotées, doivent être incriminés bien plutôt que l'acide urique lui-même

Bien des gens qui sont atteints de diathèse urique souffrent de la goutte dans le sens propre du mot, d'autres présentent des calculs dans les reins et dans la vessie; d'autres, enfin, souffrent de différents troubles digestifs. Chez un certain nombre de sujets, c'est le système vasculaire, avec son organe central et moteur, le cœur, qui est le siège principal de la maladie; beaucoup de malades sont atteints du côté des poumons; beaucoup, seulement du côté de la peau, et un grand nombre enfin, seulement du côté du système nerveux.

En présence de ce qu'on peut appeler une aussi riche collection de maladies, on ne doit pas s'étonner si l'on rencontre parfois une combinaison de deux ou même plusieurs de ces maladies réunies chez un seul et même individu. Mais, dans la répartition des différentes formes de la diathèse urique, pourquoi tel ou tel lot échoit-il de préférence à tel ou tel individu? C'est là une question à laquelle il est bien difficile de répondre. J'ai la conviction, et cette manière de voir concorde du reste avec le résultat de mes nombreuses observations, j'ai la conviction, dis-je, que la susceptibilité des organes et des tissus par rapport à l'action de l'acide urique n'est pas la même chez les différentes personnes: l'irritabilité ou la susceptibilité plus ou moins grande d'un des organes ou d'un des tissus agit d'une façon décisive pour y déterminer une localisation.

La diathèse urique forme un grand cadre dans lequel viennent se ranger un certain nombre de maladies dont il sera question dans la suite de cette étude. Cette dénomination nous sert à exprimer une idée générale réunissant un grand nombre de maladies et de symptômes différents: cette dénomination est du reste en opposition jusqu'à un certain point avec l'expression „diathèse goutteuse“ qui a été aussi employée pour désigner la même maladie. L'expression diathèse goutteuse est beaucoup trop restreinte pour désigner la variété des modifications déterminées dans notre corps par l'acide urique. Au mot goutte ou même diathèse goutteuse se rattache immédiatement, même chez les personnes étrangères à la médecine, l'idée d'une maladie particulière des articulations du pied et de la main, affection accompagnée de déformations, et dans laquelle les mouvements sont difficiles et douloureux. D'ordinaire on ne se figure pas du tout que la goutte puisse se manifester sous une autre forme que celle dont il est question. C'est pourquoi la dénomination de diathèse goutteuse ne me semble pas heureusement choisie. Le mot goutte au contraire est un nom admis de tout temps, que tout le monde comprend et qui répond complètement à l'idée que l'on se fait de la maladie. Néanmoins si l'on voulait, comme bien des médecins l'ont proposé, désigner par le mot goutte toutes les affections et tous les accidents qui se rattachent à la diathèse urique, on devrait ajouter simplement que, en dehors de la goutte articulaire, toutes les autres manifestations constituent de la goutte larvée. Du reste le nom importe peu, pourvu que l'on ait une idée exacte de la chose: cependant le mot qui exprime le mieux la chose doit être préféré sous tous les rapports.

1. La Goutte.

La forme la plus caractéristique, bien qu'elle ne soit pas l'expression la plus importante de la diathèse urique, c'est la goutte franche, la goutte régulière des pieds et des mains, qui est aussi connue dans le public sous le nom de Podagre et de Chiragre. Mais la goutte se montre aussi et même assez fréquemment en d'autres endroits du corps, où l'on rencontre de grandes articulations.

On distingue les formes aiguës et les formes chroniques de la goutte. Dans la goutte chronique le dépôt des urates sur les cartilages, les ligaments et le pourtour des jointures, s'effectue très lentement, sans causer des douleurs bien marquées. La marche de la maladie présente une évolution qui se déroule pendant des années, avec des périodes d'amélioration apparente et des périodes d'aggravation passagère: comme résultat, les articulations prises, surtout celles des doigts et plus rarement celles des orteils, deviennent gonflées, déformées, immobilisées ou ankylôsées. Le début insidieux et l'évolution traînante de la goutte chronique ne sont le plus souvent accompagnés que par des troubles très légers de l'état général. Ordinairement la santé ne se trouve compromise que du jour où la locomotion est rendue difficile ou impossible, par suite de la localisation de la maladie dans les pieds.

La forme aiguë de la goutte régulière est tout à fait différente de la forme chronique, aussi bien au début que par les accidents qui précèdent souvent les accès et par l'évolution et la marche ultérieure de la maladie. La première attaque de goutte peut survenir brusquement chez un homme en puissance de diathèse urique, sans qu'un trouble quelconque ait précédé l'accès et même sans que le patient ait jamais eu auparavant l'idée qu'il pouvait bien être atteint de la diathèse urique. Ce début brusque et la marche ultérieure de la maladie seuls apprennent au médecin non initié et au patient lui-même, de quoi il s'agit en réalité.

Comme le plus souvent le gros orteil est le lieu d'élection de la goutte, nous allons décrire un de ces accès aigus de goutte du gros orteil. Pendant la nuit, ou bien encore pendant qu'il est en train de se lever, le sujet ressent tout à coup une violente douleur au niveau de la base du gros orteil, à l'endroit où le 1er métatarsien s'articule avec la phalange (articulation métatarso-phalangienne) le malade ne peut plus se lever et il est forcé de garder le lit. La douleur dans la partie atteinte est bientôt suivie d'une sensation de chaleur, de pesanteur et de raideur, sensation qui peut s'exaspérer jusqu'à la brûlure et aux battements. Quand cet état a duré pendant un certain temps, il se produit une rémission, et le patient peut même s'endormir, et, dans certains cas, il se produit de la transpiration. Mais dans la matinée du jour suivant, la peau est rouge, brillante et tendue à l'endroit atteint: il s'est produit de l'enflure. Si l'accès est moins fort, la douleur est peu marquée pendant la journée, mais elle s'exaspère pendant la nuit. La pression sur la partie enflée est extrêmement douloureuse et le poids de la couverture du lit est même quelquefois intolérable: en un mot le patient souffre beaucoup. Quand l'accès est léger, et que l'état général est seulement peu ou pas modifié pendant la crise, le malade pense quil s'est foulé le pied purement et simplement.

Les accidents, que je viens d'énumérer et qui se produisent à la partie atteinte, montrent bien quil s'est développé là un processus inflammatoire. D'habitude cette inflammation va en augmentant pendant quelques jours, après quoi elle rétrocède lentement. Quelquefois pendant que l'inflammation diminue dans l'orteil, on constate en même temps l'apparition de l'inflammation dans un autre orteil, ou bien dans un doigt de la main, ou bien même dans le coude. Quand l'inflammation a disparu, la peau reste un peu ridée et assez souvent il se produit de la desquammation: ces deux accidents consécutifs déterminent de fortes démangeaisons. On constate quelquefois un mouvement fébrile pendant un accès de goutte aiguë, mais souvent aussi la fièvre fait absolument défaut.

Souvent l'attaque de goutte est précédée d'accidents qui permettent au patient de prévoir un retour offensif de sa maladie, vu qu'il a déjà ressenti les mêmes symptômes à l'occasion d'une attaque antérieure. Ces accidents prémonitoires consistent généralement dans des troubles de la digestion, dont les principaux caractères distinctifs sont: la bouche mauvaise, la langue chargée, des aigreurs avec renvois acides, un sentiment de tension dans l'estomac et le bas-ventre, une légère atteinte de jaunisse, une augmentation de la faim ou bien une perte complète de l'appétit, de la diarrhée ou bien de la constipation opiniâtre. Cet état peut encore se compliquer de différents troubles nerveux, qui se manifestent surtout par un changement d'humeur, de l'irritabilité, de l'abattement, de l'inquiétude, de l'oppression et quelquefois même par des illusions sensorielles.

L'accès peut encore être annoncé par une toux sèche et par de l'irritation du côté de la vessie et du canal de l'urètre (cystite et urétrite). Tous ces accidents disparaissent d'habitude brusquement au moment même où se déclare l'accès de goutte.

On constate encore d'autres symptômes plus localisés qui se manifestent avant l'accès de goutte: ce sont des douleurs prémonitoires à la face interne du pied, au cou-de-pied, au talon et au tendon d'Achille; on observe même des douleurs lancinantes dans quelques muscles, particulièrement dans les muscles du mollet, de l'avant-bras, du bras et dans les petits muscles de la main. Ces douleurs sont souvent désignées sous le nom de goutte volante, ou mieux goutte ambulante.

Ces douleurs, dont le retour périodique précède souvent de plusieurs années l'apparition de l'accès de goutte, ont, d'après mes observations, une grande importance au point de vue du diagnostic de la goutte: pour le patient et pour le médecin, c'est comme un avertissement qui les engage à être prudents et à prendre les mesures indispensables contre la maladie imminente. J'ai prédit à beaucoup de ces malades l'explosion d'une attaque de goutte plusieurs années à l'avance et ma prédiction s'est trouvée réalisée pour le malheur des intéressés. Les douleurs en question sont surtout celles qui se trouvent localisées dans les profondeurs de la voûte plantaire, et elles sont le plus souvent prises par les médecins pour des douleurs rhumatismales ou névralgiques; et les sujets qui en sont atteints sont ordinairement rassurés par la déclaration de leur peu d'importance et leur disparition rapide, jusqu'à ce qu'enfin un accès de goutte du gros orteil vienne faire le jour sur la véritable situation. Il n'est pas rare de trouver au niveau de points indiqués, surtout dans les profondeurs de la plante du pied, une grande sensibilité à la pression et en palpant attentivement, on constate une grosseur plus ou moins bien limitée, le plus souvent unie et aplatie, mais quelquefois aussi noueuse, qui gène la marche et qui quelquefois même la rend impossible Cette grosseur aplatie ou noueuse doit déjà être considérée comme une manifestation goutteuse: elle est constituée par un dépôt d'acide urique et d'urate de soude. Le résultat d'analyses d'urines répétées confirme le diagnostic. Un traitement local convenable, comme celui que j'emploie dans les cas qui ne sont pas trop invétérés, est toujours couronné d'un plein succès: mais pour prévenir les rechutes possibles, il est bon pendant un certain laps de temps d'attacher une grande importance à l'observation d'un régime sevère et à l'usage prolongé de l'Uricédine.

Ces dépôts profonds siégeant à la plante du pied, qui, dans certains cas, rendent la marche tout à fait impossible, ont souvent conduit à des méprises fâcheuses et même à des erreurs de diagnostic. Il y a à peu près vingt ans, je fus consulté par un homme d'une cinquantaine d'années, robuste et vigoureux, respirant la santé et qui du reste jouissait en réalité d'une santé florissante: il ne pouvait marcher qu'avec peine, en s'appuyant sur des béquilles et c'est pour cela que le plus souvent il se faisait traîner dans une voiture de malade. Chose extraordinaire, on avait émis des appréhensions au sujet d'une maladie de la moelle. Un examen minutieux, auquel je me livrai, me permit de me rendre compte facilement des causes de cette gêne de la marche. En effet je constatai, dans la profondeur de la plante de deux pieds, des saillies unies formées par des dépôts de sédiments goutteux, et qui à la pression déterminaient une douleur très violente: du reste tout dans ce malade dénotait dès l'abord un goutteux. Un traitement convenable et prolongé fit disparaître complètement les concrétions en six semaines, si bien qu'au bout de ce laps de temps le sujet pouvait marcher très facilement et sans ressentir aucune douleur.

Un des signes caractéristiques de cette inflammation qui se produit pendant un accès de goutte aiguë, c'est qu'elle n'aboutit à la suppuration que dans des circonstances excessivement rares. Ce fait a déjà conduit certains médecins peu expérimentés à déclarer qu'une telle inflammation, quand elle arrivait à la suppuration, n'était pas de nature goutteuse et que l'accès tout entier n'avait rien de goutteux.

Le retour de l'accès de goutte dépend de différentes circonstances: l'hérédité, la manière de vivre, le milieu, la situation sociale jouent sous ce rapport un grand rôle; on ne peut donc rien déclarer de précis à l'avance sur ce point-là. Il peut s'écouler des semaines, des mois, des années entre les apparitions des accès et ce ne sera pas toujours le gros orteil qui sera pris chaque fois, mais souvent ce sera une articulation différente.

Comment se produit un accès de goutte aiguë et pourquoi cet accès se produit-il le plus souvent au gros orteil ou bien à une autre articulation de la périphérie? On a invoqué bien des raisons pour expliquer le fait: bon nombre de ces explications ne sont pas du tout concluantes. La manière la plus simple et la plus naturelle d'expliquer la chose est l'hypothèse du Professeur Ebstein. L'acide urique est charrié non seulement dans le sang et dans les capillaires des tissus mais aussi dans les lymphatiques, où il se trouve en quantité notable: l'acide urique éprouve un ralentissement dans sa marche à travers les lymphatiques et les capillaires, et ce ralentissement doit être d'autant plus marqué que l'on s'éloigne davantage du centre d'impulsion, du cœur, comme c'est le cas pour les articulations des orteils et des mains, qui sont situées tout à fait aux confins de la périphérie du corps. Par suite de différentes circonstances, qu'il serait trop long d'énumérer ici, ce ralentissement de mouvement de la circulation peut aller jusqu'à l'arrêt ou à la stagnation. Que cette stagnation survienne brusquement, c'est-à-dire que le mouvement s'arrête brusquement et complètement dans les lymphatiques et dans les capillaires, le point où l'arrêt s'est produit est tout-à-coup frappé d'un état inflammatoire et, par suite de cette irritation intense causée par la toxicité de l'acide urique, l'accès de goutte se produit.

Après la disparition complète d'un accès goutteux, dans la plupart des cas on ne remarque rien d'anormal du côté de l'articulation atteinte: la peau a sa coloration normale, il n'y a pas de sensibilité à la pression et les mouvements tant actifs que passifs sont complètement libres. Cet état de choses constitue à peu près la règle ordinaire, surtout quand les différents accès sont séparés par un laps de temps assez long. Dans ces accès aigus, surtout quand les accidents inflammatoires ne se prolongent pas, il ne se produit bien probablement aucun dépôt d'acide urique, l'inflammation est simplement sans doute la conséquence de l'irritation intense qu'exerce sur ce point l'acide urique stagnant dans les vaisseaux capillaires. Mais d'un autre côté il est avéré que pendant les accès de goutte, il se produit des dépôts d'acide urique ou d'urate de soude dans les cartilages articulaires, les ligaments, les tendons ou bien encore dans les tissus qui entourent immédiatement l'articulation: néanmoins, quand l'accès est fini, c'est-à-dire, après la disparition complète des accidents inflammatoires, l'articulation atteinte reprend absolument son apparence normale et elle redevient complètement libre. Qu'est donc devenu le dépôt dans ce cas-là? Cette question n'est pas encore complètement résolue: quoi qu'il en soit, ces dépôts ont disparu, seulement on n'est pas encore fixé pour savoir comment se passe la chose. On a bien prétendu que les dépôts étaient dissous de nouveau par suite d'un processus bio-chimique et qu'ils rentraient ainsi dans la circulation. Mais d'autres auteurs nient ce processus et ils prétendent que rien ne justifie cette hypothèse, quand bien même on administrerait des acides et des alcalins, dans le but de faire dissoudre ces dépôts. Freudweiler de Leipzig en particulier, qui soutient cette dernière opinion, a dans ces derniers temps poursuivi de longues études expérimentales sur cette question, et leur résultat l'a conduit à admettre que la résorption des dépôts se fait par phagocytôse, c'est-à-dire que les globules blancs du sang assimilent ou digèrent les dépôts, comme cela se produit pour les autres microorganismes toxiques introduits dans l'organisme: à la suite de ce nettoyage se produirait la restitution ad integrum du tissu atteint.

Cette hypothèse de Freudweiler, au sujet de la disparition des dépôts dans les cas aigus, est très séduisante et elle éclaire le processus non encore expliqué complètement de la réparation des lésions des tissus. Mais il va de soi que les leucocytes, c'est-à-dire, les globules blancs du sang, résorbent simplement l'acide urique, sans l'avoir au préalable rendu assimilable et capable d'être absorbé ou digéré. Mais d'après ce que nous savons des leucocytes, il est bien permis de leur attribuer cette propriété spéciale.

Les cas dans lesquels à la suite d'un accès de goutte on voit un tophus persister d'une façon durable, sont à la vérité fort rares, mais cependant on en rencontre, et ces cas-là nous laissent en défaut avec nos différents systèmes d'explications.

Que sont donc les tophus, et comment se produisent-ils? Les tophus sont des concrétions d'urate de soude mélangé habituellement d'un peu de phosphate de chaux: ces dépôts se produisent dans la voisinage immédiat d'une articulation, au pavillon de l'oreille, ou encore dans différents endroits du tissu cellulaire sous-cutané. Ils se constituent par suite de la stagnation du sérum sanguin saturé d'acide urique de la même manière que dans l'accès de goutte. La différence consiste en ceci: dans l'accès de goutte la stagnation, c'est-à-dire l'engorgement survient brusquement et disparaît en quelques jours sans qu'il se produise un dépôt notable; tandis que dans la formation des tophus, le processus s'accomplit insensiblement, la marche de la maladie est chronique, et les urates, se déposant en quantité notable, aboutissent à la formation d'un tophus.

Le volume des tophus varie de la grosseur d'un pois à celle d'un œuf de pigeon. Au niveau des articulations ils sont particulièrement douloureux par suite du manque d'élasticité de la peau et par suite de la tension de la peau et des tiraillements dont elle est le siège à ce niveau. Dans les mailles plus lâches du tissu cellulaire sous-cutané, quand la peau n'est pas tendue et tiraillée, les tophus sont mobiles et ils ne déterminent que peu de douleurs: ces deux caractères les distinguent des tophus péri-articulaires. Les tophus articulaires semblent à la palpation durs comme de la pierre et ils peuvent faire songer à une exostôse; au contraire ceux qui se trouvent dans le tissu cellulaire sous-cutané, ressemblent à des glandes dont la consistance aurait un peu augmentée.

J'ai fréquemment observé un grand nombre de ces grosseurs dans le tissu cellulaire sous-cutané, et je les ai reconnues pour être des tophus. Il y a deux ans environ, se présentait à mon cabinet un négociant viennois qu'on reconnaissait pour un goutteux de prime abord. En l'examinant, je constatai plusieurs grosseurs en forme de glandes, grosses comme des haricots et situées profondément dans la peau du ventre et dans la peau du dos: à l'hôpital ces grosseurs avaient été prises pour des glandes engorgées. Je reconnus là aussitôt des tophus, et ce diagnostic fut également confirmé plus tard à l'hôpital.

La pression exercée par les tophus sur les tissus environnants détermine quelquefois de l'inflammation et cela peut même aller jusqu'à la gangrène complète. Ces accidents se produisent surtout pour les tophus péri-articulaires, parce qu'alors la peau est violemment tendue et que les tissus qui entourent les tophus ont à supporter une pression considérable. La peau à ce niveau s'amincit de plus en plus et elle finit par se déchirer: il se produit alors un abcès cratériforme, il en sort une matière friable d'un blanc sale, mélangée avec un peu de pus et des débris des éléments des tissus sphacélés. Cette matière est surtout constituée par de l'urate de soude, avec de phosphate de chaux en petite quantité. Ces abcès goutteux montrent peu de tendance à se guérir: les bourgeons charnus sont rares, fongueux, d'une couleur jaune pâle. Quand enfin, après que la plaie est restée longtemps stationnaire, la cicatrisation et la guérison se produisent, la cicatrice manifeste de la tendance à se rouvrir au bout d'un certain laps de temps. Les abcès goutteux constituent donc une maladie très pénible et très douloureuse. Mais en général la goutte franche ne met pas la vie en danger et l'on peut même très bien arriver à un âge très avancé, s'il ne survient pas de complications.

La répartition ou distribution géographique de la goutte ne présente pour nous aucun intérêt particulier. Nous ferons donc simplement remarquer que dans les zônes tempérées de la terre sa fréquence est à peu près partout la même, sauf quelques écarts peu importants. L'intensité des manifestations et des symptômes de la goutte est plus grande dans les pays où l'on fait une grande consommation de viande et de spiritueux, comme c'est le cas, par exemple, pour l'Angleterre. C'est pour cela que les Anglais ont étudié plus que nous la goutte et ses manifestations protéiformes; et les observations cliniques des médecins anglais présentent particulièrement pour nous une grande valeur.

Dans les pays chauds, les indigènes sont absolument réfractaires à la goutte, ce qui doit être attribué à leur genre de vie et non pas à l'influence de la haute température qui leur donnerait une sorte d'immunité. Les Européens qui sont forcés de résider dans ces contrées y ont la goutte tout comme dans leur pays d'origine, s'ils continuent à y consommer, comme chez eux, de la viande et des boissons alcooliques en grande quantité.

Nous aborderons maintenant un point important de nos études sur la diathèse urique: en effet il est fort curieux, et fort intéressant en même temps, de se demander pourquoi de nos jours le type fondamental de la goutte, la goutte franche est en diminution et pourquoi à sa place apparaissent d'une façon étrange d'autres formes de la goutte. La raison de cette transformation se trouve dans le changement du type humain, type qui s'est modifié à travers les âges, mais surtout pendant le cours du XIXe siècle. Au lieu du type massif, caractérisé par des muscles et des tendons solides, des viscères bien développés et des organes digestifs puissants, nous trouvons un type nerveux, qui fait contraste avec le type précédent et qui se caractérise par une constitution débile, des muscles et des tendons minces, des viscères peu développés et des organes digestifs insuffisants. Ce type nerveux est surtout marqué dans les grandes villes du monde civilisé tout entier, tandis qu'on ne peut plus guère rencontrer le type massif que disséminé à travers la population des campagnes; mais par suite des progrès de la civilisation, ce type menace de disparaître bientôt également. Quelle est donc la cause de cette transformation? Presque tout le monde la connaît, cette cause; depuis que la machine à vapeur travaille, depuis que le fil électrique et le téléphone parlent, la force physique de l'homme a été en diminuant: on demande au cerveau et aux nerfs beaucoup plus qu'on n'exigeait d'eux autrefois. Les conditions de l'existence sont devenues de plus en plus difficiles pour certaines couches tout entières de la population. On se hâte, on se précipite, on se bouscule, non pas seulement pour gagner sa vie, mais encore on veut ramasser de l'argent et on est pressé de faire fortune: telle est la caractéristique de notre époque. Presque tous les hommes, dans leur sphère d'action particulière, sont en proie à l'inquiétude, à l'anxiété, au chagrin et aux soucis, conséquences d'une foule de causes différentes. Sur tous les terrains de l'activité humaine, nous rencontrons ces mêmes facteurs débilitants. Le poids de toutes ces influences déprimantes ne peut qu'avoir des conséquences désastreuses pour le système nerveux: la tension exagérée des nerfs finit par amener la surexcitation et la dépression. La débilité nerveuse ou neurasthénie constitue de nos jours une maladie de plus en plus répandue. Tout le monde est devenu nerveux: l'enfant, dès les débuts de sa vie scolaire, manifeste déjà des symptômes de nervosité; cette nervosité, l'enfant en a hérité de ses ascendants et il avait besoin seulement d'une cause occassionnelle pour la montrer au grand jour. Pour remédier à ce surmenage excessif des nerfs, qui s'opère au détriment du développement physique de la jeunesse, nos maîtres en pédagogie ont bien prescrit les exercices du corps, la gymnastique, la natation, le patinage etc. Ces mesures méritent bien certainement une approbation absolue: néanmoins on se demande jusqu'à quel point et jusqu'à quand ces palliatifs seront efficaces et suffisants. Après avoir achevé ses études.

quelles qu'elles soient, le jeune homme aborde enfin la vie indépendante: c'est alors qu'il commence la lutte pour son existence et plus tard quand il aura fondé une famille, il faudra qu'il lutte pour subvenir aux besoins des siens. Dans la plupart des cas, le jeune homme succombe dans cette lutte inégale et les conséquences s'en font bientôt sentir dans le sens indiqué plus haut. Le système nerveux surexcité et déprimé à la fois, qui règle le fonctionnement des divers organes, exerce une influence et une action nuisibles sur ces organes. Les organes de la digestion, le foie en particulier, accomplissent leurs fonctions d'une façon défectueuse. Par suite l'élaboration du sang est compromise et la composition du sang cesse d'être normale. La nutrition des nerfs, par l'intermédiaire de ce sang vicié, détermine un grand nombre de troubles dans les fonctions du système nerveux. Il se produit donc ce qu'on appelle un cercle vicieux, dans lequel les organes de la digestion, le foie et le système nerveux réagissent tour à tour les uns sur les autres.

La transformation du type humain que je viens d'analyser, a fait éclore chez les sujets nerveux toute une légion de maladies nerveuses. Non seulement les névroses et les névropathies, mais encore les troubles mentaux constituent un fait fréquent à notre époque de civilisation et de progrès. Les asiles publics pour les aliénés sont devenus trop étroits pour recevoir les sujets atteints de troubles mentaux, et on doit les interner dans des maisons de santé particulières, ou bien, s'ils ne sont pas dangereux, on les abandonne aux soins et à la surveillance de leur famille.

Nous ne regardons pas les considérations précédentes comme des déclamations oiseuses et superflues: elles permettront même aux personnes étrangères à la médecine de bien comprendre et de se rendre compte pourquoi de nos jours on voit apparaître, au lieu de la goutte classique, tant d'autres formes de la diathèse urique, et particulièrement les formes de nature nerveuse.

Avant d'étudier plus à fond ces formes et ces symptômes, nous voulons encore attirer l'attention d'une façon particulière sur deux maladies qui ont jusqu'à un certain point des traits de ressemblance ou des liens de parenté avec la goutte: ce sont la goutte rhumatismale et le rhumatisme chronique.

2. La goutte rhumatismale ou rhumatisme goutteux.

On désigne aussi cette maladie sous le nom d'arthrite déformante: ce n'est en réalité ni de la goutte, ni du rhumatisme, ni même une combinaison de ces deux maladies, mais bien une affection spéciale que par analogie on désigne sous ce nom équivoque.

Dans la goutte rhumatismale on n'a trouvé ni acide urique, ni urates dans les productions inflammatoires des articulations atteintes, et on n'en a constaté aucune trace dans le sang; c'est déjà là une preuve que l'acide urique n'est pas la cause de cette maladie.

La nature de l'arthrite déformante, dénomination à laquelle on doit donner la préférence, consiste dans une nutrition défectueuse des extrémités articulaires des os, survenant à la suite de différentes causes qui ne nous sont pas encore bien connues: il en résulte ordinairement une inflammation lente, qui amène des déformations dans les articulations atteintes. Cet état aboutit fréquemment à un ramollissement des extrémités osseuses, à des exostoses et par suite à la déformation absolue de l'articulation et à l'incapacité fonctionnelle de tout le membre atteint.

Ce sont les hanches, les épaules et les mains qui sont le plus fréquemment envahies par la maladie. La déformation des mains est tout-à-fait caractéristique et bien facile à distinguer des tophus goutteux. Le début et la marche de la maladie sont ordinairement insidieux et traînants. La déformation se produit le plus souvent avant même que le malade ait ressenti des douleurs bien marquées; toutefois les douleurs se manifestent bientôt après l'apparition de la déformation. D'habitude une seule des grandes articulations est intéressée: dans la forme aiguë de la maladie toutefois plusieurs petites jointures peuvent être atteintes à la fois. C'est ainsi par exemple qu'il n'est pas rare de voir les articulations de tous les doigts des deux mains atteintes en même temps. Les articulations des orteils sont bien moins sujettes aux atteintes de l'arthrite déformante.

Voici quels sont les éléments du diagnostic différentiel entre l'arthrite déformante et la goutte: dans la goutte, la peau et les autres tissus, qui se trouvent au pourtour du tophus, sont le siège d'un état inflammatoire plus marqué et sont très sensibles au toucher et à la pression. Il existe une rougeur assez marquée, mais en aucun cas la grosseur ou tophus n'arrive à avoir la consistance osseuse La goutte procède par accès, et entre deux accès il peut s'écouler des semaines, des mois et même des années. La goutte attaque plus fréquemment les hommes que les femmes. Dans l'arthrite déformante, il n'y a pas de périodes de rémission, c'est-à-dire des intervalles de calme et de tranquillité; c'est à peine s'il y a quelques répits très faibles, avec disparition des accidents inflammatoires. Pendant tout le reste de son existence, le patient verra augmenter insensiblement ses nodosités, de telle sorte que la mobilité des articulations sera de plus en plus compromise. Ces nodosités ont la dureté de l'os. La fréquence de cette arthrite est beaucoup plus grande chez les femmes que chez les hommes. L'hérédité ne joue ici aucun rôle comme dans la goutte; enfin contrairement à ce qui se passe dans la goutte, les localisations sont beaucoup plus fréquentes du côté des mains que du côté des pieds.

Le traitement de cette dernière maladie est bien différent de celui de la goutte: il consiste principalement et cela dès le début des accidents, à écarter toutes les causes particulières connues, ou encore toutes les causes probables: il convient d'insister sur un régime tonique et fortifiant et surtout de s'abstenir de la médication alcaline, qui a une action spécifique dans le traitement de la goutte: quand cette maladie est confondue avec la goutte, les alcalins peuvent faire beaucoup de mal.

Il y a donc une grande importance à reconnaître la maladie dès son début, ou pendant la première période de son évolution, pour pouvoir intervenir encore avec quelque chance de succès. Malheureusement à cette période la maladie dans la plupart des cas est méconnue et même habituellement confondue avec la goutte et le rhumatisme; quand plus tard le diagnostic exact est posé, il est ordinairement déjà trop tard, pour enrayer la marche de cette affection désespérante et dès lors incurable; car il s'est déjà formé des lésions irrémédiables aux extrémités des os et les articulations sont déformées et ankylosées.

3. Le rhumatisme chronique.

Le rhumatisme chronique provient, à n'en pas douter, d'un processus ou état anormal des échanges moléculaires, déterminant la formation d'une substance qui, parvenue dans le sang, y produit des effets toxiques, tout comme l'acide urique: autrefois on supposait que ce produit n'était autre que l'acide urique lui-même. Un certain nombre de médecins ont pensé que cette substance était de l'acide lactique et d'autres enfin, dont nous partageons la manière de voir, soutiennent que cette substance est constituée par un acide particulier, non encore déterminé: quoi qu'il en soit, l'impression générale de tout le monde est que dans le rhumatisme il y a quelque chose dans le sang. Ce quelque chose est certainement en tout cas un produit dérivé provenant de la désassimilation de l'albumine, seulement ce n'est pas l'acide urique qui lui en est le produit ultime, ou le dernier terme de la série.

Avant que de poser un diagnostic ferme du rhumatisme, il convient d'abord de s'assurer avant tout si la douleur ressentie à tel ou tel endroit du corps n'est pas la conséquence d'autres lésions placées plus profondément. Dans certains cas encore assez fréquents, la douleur ressentie au niveau d'un point superficiel du corps provient d'une lésion d'un organe placé plus ou moins loin de là. On a donc déjà bien souvent considéré comme du rhumatisme bien des choses qui en réalité n'en étaient pas du tout. On a particulièrement commis bien des erreurs quand il s'agissait d'abcès profonds, au niveau desquels la peau n'était pas du tout rouge et alors que le point correspondant n'était pas sensible à la pression.

Les formes les plus communes du rhumatisme chronique sont: le rhumatisme lombaire, appelé aussi lombago; le rhumatisme de la tête, celui du cou, c'est-à-dire le torticolis; le rhumatisme des muscles intercostaux et le rhumatisme des nerfs sciatiques, c'est-à-dire la sciatique. Mais on peut encore observer assez fréquemment d'autres formes siégeant dans les différents muscles du tronc et des extrémités, particulièrement au niveau du point où les muscles donnent naissance aux tendons, et au niveau des points d'attache des tendons aux articulations

La grande fréquence du rhumatisme chronique et la confusion assez commune de cette affection avec la goutte, surtout quand il s'agit de traiter les effets du rhumatisme sur les articulations, tout cela m'engage à insister encore sur ce point, en ajoutant ici quelques observations importantes

Les articulations du genou et l'articulation tibio-tarsienne, plus rarement les articulations de l'épaule et du coude, et de la main, sont au nombre des jointures qui sont atteintes le plus communément par la maladie. Cependant on observe assez fréquemment cette affection aux articulations des doigts et alors on la confond le plus souvent avec la goutte. Les lésions dans le rhumatisme chronique consistent assez fréquemment dans un exsudat de la capsule articulaire, exsudat qui d'ordinaire se résorbe assez rapidement à la suite d'un traitement approprié. Les résultats du traitement sont beaucoup moins favorables quand il s'agit de lésions des tissus péri-articulaires, ou de lésions des tendons, des ligaments, de la synoviale, quelquefois même du périoste et des faisceaux musculaires qui avoisinent les tendons. A la suite d'un processus inflammatoire, ordinairement non fébrile, les parties atteintes deviennent rugueuses, épaisses, calleuses ou noueuses; souvent l'articulation tout entière est uniformément tuméfiée et elle présente en certains points des différences de consistance; quand on fait exécuter à la jointure des mouvements passifs, on constate parfois un bruit de frottement ou même des craquements. Dans d'autres cas le gonflement est moins prononcé et plutôt localisé sur un seul côté de la jointure, et la palpation y fait sentir des épaississements calleux ou bien des saillies noueuses. Par le fait de toutes ces lésions la mobilité de l'articulation est très fortement compromise, ou même tout à fait supprimée et c'est ainsi que se constitue l'impotence plus ou moins complète du membre atteint.

On éprouvera quelque surprise en entendant dire que ces formes du rhumatisme chronique, la forme noueuse surtout, peuvent être confondues avec la goutte. Cette méprise n'est pas admissible de la part d'un médecin expérimenté, familier avec ces affections. En ne tenant pas compte du début et de la marche, il y a du côté des articulations des signes qui sont caractéristiques de la goutte ou du rhumatisme, de telle sorte qu'un doute ou une erreur peut à peine se produire. Quand au pronostic, la détermination exacte de la maladie présente ici une grande importance. Quand on se trouve en présence de lésions dues au rhumatisme chronique et ne remontant pas à une date très ancienne, si les muscles ne sont pas complètement atrophiés, le pronostic est ordinairement favorable; pour les lésions goutteuses au contraire le pronostic est ordinairement défavorable. Je veux dire que dans le rhumatisme chronique les manifestations locales peuvent arriver à disparaître complètement, en tenant compte bien entendu des réserves faites précédemment, tandis que dans la goutte on n'arrive presque jamais à cet heureux résultat. Toutefois ce n'est pas cette circonstance seule qui rend le pronostic de la goutte moins favorable; dans cette dernière maladie il y a en outre à craindre des complications du côté d'autres organes, surtout du côté des vaisseaux et du cœur, accidents qui peuvent être déterminés par un régime alimentaire mauvais ou par une manière de vivre défectueuse.

Il est un peu plus difficile de distinguer cette maladie de la goutte rhumatismale, ou plus exactement de l'arthrite déformante, surtout au début ou dans la prémière période d'évolution de ces deux affections. Plus tard quand des lésions irrémédiables des jointures se sont déjà constituées, la distinction est sans contredit très facile entre l'arthrite déformante, la goutte chronique et les différentes formes de l'arthrite rhumatismale, mais alors cette distinction n'a plus guère d'importance. J'ai souvent observé des formes d'arthrite déformante, dans lesquelles en faisant exécuter des mouvements passifs, on constatait des craquements des articulations des mains et de tous les doigts des deux mains; ce phénomène était la conséquence du ramollissement et du dépolissement des surfaces articulaires des extrémités osseuses: on aurait dit q'on secouait dans un sac à moitié plein une quantité de petits osselets. Néanmoins on observe beaucoup plus fréquemment la forme de l'arthrite déformante qui aboutit à un état complet de déformation et d'ankylôse par suite de la formation des exostôses et par suite de l'augmentation de volume des extrémités articulaires.

Depuis la publication de la seconde édition de cette étude, j'ai réuni un nombre de plus en plus considérable d'observations au sujet des différentes formes de rhumatisme chronique que j'ai été appelé à soigner et il s'en ajoute presque chaque jour des nouvelles à ma collection. Sans parler du rhumatisme musculaire, le plus grand nombre de ces cas est représenté par des arthrites des doigts et de la main, et par des arthrites du genou et du cou-de-pied. On observe beaucoup plus rarement des affections rhumatismales des autres articulations. J'ai été bien souvent étonné en entendant des malades de cette catégorie me déclarer que leurs affections avaient jusqu'alors été considerées comme étant de nature goutteuse, et qu'on leur avait déclaré qu'il n'y avait pas de guérison à espérer. Dans ces cas-là, grâce à ma méthode de traitement, j'ai obtenu des résultats qui ont causé une agréable surprise aux patients dont la maladie remontait déjà à plusieurs années et qui avaient été soumis sans succès à différentes médications.

4. La pierre et les manifestations de la diathèse urique qui s'y rattachent.

Il est bien rare que le point de départ de la formation d'un calcul vésical se trouve dans la vessie elle-même: le plus souvent la formation d'un calcul dans la vessie n'est autre chose pour ainsi dire que le développement d'un petit calcul venant du rein: ce calcul en passant par l'urétère est arrivé dans la vessie où il est resté. Voici quelle est d'habitude l'histoire du développement d'une pierre dans la vessie: dans le rein, ainsi qu'on l'admet généralement, l'acidité de la sécrétion rénale pousse l'acide urique à se précipiter par suite de la décomposition de sa combinaison avec la soude. Il se forme ainsi de la gravelle des reins: c'est une poudre amorphe ou une poudre formée de petits cristaux, qui arrive facilement jusque dans la vessie, et qui est éliminée avec l'urine sous forme de gravelle urinaire. Mais l'acide urique qui se précipite dans les reins peut aussi former de petits calculs dans ces organes: ce sont les calculs des reins qui peuvent atteindre la grosseur d'un pois et plus rarement le volume d'un haricot. Ces calculs peuvent séjourner un temps plus ou moins long dans le bassinet: de là ils gagnent la vessie en passant par l'urétère et leur passage détermine ce qu'on appelle les coliques néphrétiques, qui sont en rapport avec le volume des calculs et la conformation de leur surface. Quand ils sont peu volumineux, que leur taille n'atteint pas la grosseur d'un pois, ils peuvent être entraînés par l'urine à travers la canal de l'urètre, en déterminant des douleurs plus ou moins violentes. Mais quand ils sont plus gros, ils s'arrêtent et séjournent dans la vessie, et grossissent de plus en plus, par suite du dépôt à leur surface de nouvelles couches d'acide urique, ou même encore d'autres éléments constitutifs de l'urine et alors ils se développent jusqu'à former de gros calculs, qui ne peuvent plus disparaître qu'au moyen d'une intervention chirurgicale.

Au point de vue de la diathèse urique, il n'y a d'intéressant pour nous, à proprement parler, que les calculs qui sont formés intégralement ou tout au moins principalement par de l'acide urique.

Toutefois on peut voir se former, de la même manière des calculs dont la structure est constituée par d'autres substances, comme des phosphates, de l'acide oxalique ou du mucus amalgamé avec des phosphates.

La formation d'emblée d'un calcul dans la vessie peut se produire de la même manière: c'est dans la vessie seulement que l'acide urique parvient à se précipiter hors de sa combinaison et qu'il se dépose par couches autour d'un noyau constitué par du mucus.

Les symptômes de la colique néphrétique consistent dans une douleur d'abord sourde dans la région lombaire, douleur qui devient peu à peu de plus en plus violente et qui est souvent accompagnée de vomissements. La douleur peut parfois persister pendant plusieurs jours, en restant limitée à la région lombaire, avec des rémissions plus ou moins marquées: pendant ce temps il arrive assez fréquemment que l'urine évacuée est colorée en rouge par du sang provenant des reins. Brusquement la douleur devient très aiguë et elle se propage sur le trajet de l'urétère, partant d'en arrière et en haut et s'étendant en avant et en bas du côté de la vessie, et même chez l'homme le long du canal de l'urètre jusqu'au gland et chez la femme jusqu'au méat urinaire et aux nymphes. Le patient est en proie à une agitation extrême, la douleur lui donne des tremblements, une sueur froide envahit son visage qui se décompose par suite de la souffrance et de l'angoisse. Si une injection de morphine ne vient pas soulager le patient, la douleur peut persister fort longtemps, jusqu'à ce que le petit calcul soit parvenu dans la vessie, ce qui met un terme immédiat à la colique néphrétique: après quoi le patient se sent tout à fait épuisé, mais il ne souffre plus. Le jour même ou l'un des jours suivants, un ou plusieurs petits calculs sont évacués avec l'urine.

Les douleurs néphrétiques, surtout au début, quand la douleur est encore localisée à la région lombaire, sont souvent confondues avec des douleurs rhumatismales. J'ai observé plusieurs cas dans lesquels il y avait même de l'urine mélangée avec du sang et où l'on avait admis d'abord toutes sortes d'hypothèses, sauf celle d'un petit calcul dans le bassinet, jusqu'à ce qu'enfin les coliques caractéristiques avec issue consécutive de petits calculs, vinssent montrer ce dont il s'agissait en réalité.

Certaines personnes, qui éliminent de l'acide urique dans leur urine, sans que cela aille jusqu'à déterminer la formation de calculs, souffrent souvent d'un état d'irritation intense de la vessie et du canal de l'urètre; ces accidents sont déterminés par les pointes et les aspérités de l'acide urique cristallisé, qui attaquent et lèsent la muqueuse. Cette irritation détermine une brûlure insupportable et des envies d'uriner fréquentes et pénibles, et elle peut même arriver jusqu'à produire de la cystite et de l'urétrite, avec issue de muco-pus, ce qui peut faire soupçonner une infection blennorrhagique.

A une période avancée de la diathèse urique, il arrive souvent, chez les hommes d'un certain âge principalement, qu'il se produit une cystite et une prostatite de nature goutteuse: ces accidents sont accompagnés de violentes douleurs et d'enviès d'uriner très violentes. Dans ces cas-là, l'urine est émise en petite quantité et le patient n'éprouve pas le soulagement habituel qu'on ressent après avoir exonéré sa vessie. L'urine est très trouble et contient, en même temps qu'une forte proportion d'acide urique, une quantité notable de mucosités, du pus et quelquefois même du sang. Les douleurs sont violentes, l'état général est fortement troublé et quelquefois il y a des accidents fébriles plus ou moins prononcés. L'inflammation affecte généralement une marche chronique, mais souvent elle prend une forme aiguë par suite de l'exacerbation des symptômes énumérés plus haut. S'il existe en même temps de la goutte articulaire chronique avec exacerbations passagères, les douleurs disparaissent d'abord dans les jointures atteintes quand la poussée aiguë se produit. Pendant cette cystite et cette prostatite l'usage continu de l'Uricedine, avec quelques petites interruptions passagères, donne des résultats très favorables.

5. Mal de Bright et lésions du système vasculaire.

Les affections du système vasculaire et des reins, déterminées par la diathèse urique ont entre elles des rapports si intimes qu'il nous a semblé avantageux d'étudier ces maladies dans un chapitre particulier.

Sous le nom de maladie de Bright on désigne un état inflammatoire des reins; cet état peut être produit par différentes causes. Nous ne nous occuperons naturellement ici que de la forme du mal de Bright qui est une conséquence de l'action exercée par la diathèse urique.

Il arrive assez fréquemment que par suite d'une irritation prolongée, déterminée par l'acide urique sur le parenchyme rénal, il se produit une inflammation des canalicules urinifères qui, avec le réseau capillaire ambiant, jouent le rôle principal dans l'élaboration de l'urine. En dehors des autres symptômes, l'examen chimique et microscopique de l'urine nous fournit des indications très claires, d'après lesquelles nous sommes en état de diagnostiquer la maladie. En effet nous trouvons dans l'urine en dehors du mucus une quantité notable d'albumine, quelquefois même un peu de sang et dans le champ du microscope des cellules épithéliales altérées, à divers degrés de transformation et aussi ce qu'on appelle les tubes cylindriques: ces deux éléments pathologiques proviennent des canalicules urinifères enflammés. Il peut se produire dans cette forme aiguë un œdème bien marqué dans le tissu cellulaire sous-cutané, ou un épanchement dans la cavité abdominale et dans d'autres cavités du corps: c'est ce qu'on appelle l'hydropisie et cette maladie peut entraîner une terminaison fatale. Dans la plupart des cas cependant, ces accidents aigus disparaissent et la maladie prend une marche chronique avec des alternatives bien marquées; mais on observe beaucoup plus fréquemment l'affection des reins sous la forme de la maladie chronique de Bright et le processus inflammatoire se développe surtout essentiellement dans le tissu conjonctif des reins, tandis que les éléments propres du rein qui concourent à l'élaboration de l'urine ne sont que très peu attaqués.

La caractéristique de cette forme morbide consiste dans une prolifération inflammatoire du tissu conjonctif: ce processus évolue avec une extrême lenteur; il peut se prolonger pendant des années et même des dizaines d'années et il se termine par la sclérose ou rétraction du rein. Comme le tissu conjonctif enveloppe de toutes parts les canalicules urinifères et le réseau capillaire, et qu'il leur sert de soutien, ce tissu conjonctif en se rétractant, enserre, étreint et étouffe de plus en plus le tissu propre du rein et il finit par le détruire complètement. L'aboutissant de ce processus est ce qu'on appelle la sclérose du rein (rein contracté ou rein granuleux de Charcot). Tant qu'il existe une quantité suffisante de parenchyme rénal sain, pour pouvoir arriver à éliminer hors du sang avec l'urine les matières destinées à être évacuées, la vie peut encore se maintenir. Mais il arrive enfin un moment où le parenchyme rénal est incapable de remplir cette fonction, et alors la mort survient au milieu d'accidents qu'on appelle accidents urémiques.

Cette forme du mal de Bright, qui aboutit à la sclérose des reins, débute d'une façon si insidieuse qu'elle peut passer inaperçue pendant longtemps et que le médecin n'est appelé à la constater que quand une partie notable du parenchyme rénal est déjà détruite. Pendant un certain temps, la maladie ne se manifeste absolument par aucun symptôme et l'urine, sous le rapport de la quantité et de la composition, ne présente rien d'anormal. Dans une période plus avancée, quand les canalicules urinifères participent à leur tour au processus inflammatoire, on trouve quelquefois occasionnellement un peu d'albumine et quelques tubes cylindriques dans l'urine. Ces deux accidents disparaissent de nouveau pendant un laps de temps prolongé et ils peuvent reparaître de temps à autre. En tout cas, ils constituent une indication et excitent le soupçon au sujet de l'existence de la néphrite dont nous nous occupons ici. C'est seulement quand la quantité d'urine commence à diminuer d'une façon notable, quand l'élimination de l'urée est en baisse, et que l'urine est pâle et d'une faible densité, alors la lésion des reins n'est pas difficile à diagnostiquer, mais il est malheureusement déjà trop tard pour que l'on puisse espérer obtenir encore quelque amélioration.

A une époque antérieure à celle où cela a lieu pour les reins, l'action toxique du sang saturé d'acide urique commence à se faire sentir sur les vaisseaux sanguins et plus tard sur le cœur à son tour. Cette évolution successive serait constante d'après les auteurs anglais, tandis que de l'avis d'autres auteurs, et notamment des allemands, c'est le contraire qui se produit. Au fond la chose n'a pas grande importance, car c'est seulement plus tard que l'action réciproque du système vasculaire et des reins prend de l'importance.

Pourquoi les médecins examinent-ils constamment l'état du cœur chez les goutteux, et pourquoi attachent-ils tant d'importance à la modalité du pouls? — C'est parce que toujours ils craignent et ils soupçonnent chez les goutteux une affection concomitante du cœur et des vaisseaux.

C'est là-dessus qu'il faut se baser du reste pour juger de la gravité de la situation. Quand il n'existe pas de complications du côté des vaisseaux sanguins et du cœur, la goutte franche peut être considérée comme une maladie presque bénigne qui ne met pas la vie en danger; tandis que quand ces complications existent, la goutte présente un caractère très sérieux et la vie du patient est continuellement en danger.

De quelle manière se produisent les lésions dans les vaisseaux sanguins et dans le cœur? Voilà ce que nous nous proposons d'expliquer ici au lecteur dans la mesure du possible. Le sang chargé d'acide urique, détermine dans les petites artères et dans les capillaires une sorte de contracture spasmodique qui constitue un obstacle à la libre circulation du sang. Par suite la pression augmente dans les grosses artères qui se trouvent en deça de l'obstacle, c'est-à-dire vers le cœur, parce que le cœur doit travailler avec un redoublement d'énergie, c'est-à-dire se contracter plus énergiquement: il en résulte un excès de pression dans les artères. Si cet état se prolonge pendant un certain laps de temps, le ventricule gauche, qui constitue le moteur pour la grande circulation, subit une augmentation de volume, c'est-à-dire s'hypertrophie et l'ensemble des valvules peut en conséquence être troublé dans son fonctionnement. Ces troubles dans les conditions de fonctionnement du système vasculaire donnent lieu à la production de lésions des vaisseaux: les plus importantes sont la dégénérescence athéromateuse des artères et l'anévrysme; plus tard le cœur lui même peut subir la dégénérescence graisseuse. Pendant que ces troubles se produisent, on voit apparaître la prolifération inflammatoire du tissu conjonctif dans les reins, au détriment de la partie saine de l'organe, et cela peut aller jusqu'à déterminer l'insuffisance fonctionnelle du rein. Mais avant que les lésions organiques du cœur et des vaisseaux ne se soient constituées, on voit déjà apparaître au préalable des troubles nerveux de ces organes, accidents que je crois devoir mentionner ici. C'est ainsi qu'il se produit souvent des battements ou palpitations de cœur, par suite de l'irritation des différents nerfs du cœur, ou par suite de l'irritation des parois mêmes de cet organe: cette irritation est causée par le sang chargé d'acide urique, ou bien par suite du spasme déjà mentionné des petites artères et des capillaires, pendant que de son côté le cœur fait effort pour venir à bout de l'obstacle. Ce qui caractérise cette forme de palpitations, c'est qu'elles surviennent sans qu'il ait été fait aucun effort, et même pendant le repos absolu; elles peuvent parfois être si violentes qu'elles déterminent de l'oppression et même de la suffocation.

Les mêmes causes amènent souvent l'intermittence du pouls, ou faux-pas du cœur, et cet accident inquiète beaucoup les malades, bien qu'au fond il soit absolument sans danger. L'intermittence du pouls constitue chez les sujets encore jeunes de tempérament nerveux un phénomène assez fréquent, de courte durée ordinairement et qui se reproduit de temps à autre. Chez les sujets âgés l'intermittence du pouls peut persister d'une façon permanente, sans que cependant on puisse lui attribuer une signification de mauvais augure.

Dans ces dernières années j'ai eu plus fréquemment l'occasion d'observer d'autres symptômes qui se combinent avec ceux que je viens d'énumérer. Ce sont d'abord fréquemment des douleurs dans les articulations des doigts et plus rarement des orteils, douleurs associées avec des troubles fonctionnels du cœur et fréquemment accompagnées de spasmes des petites artères. Les troubles fonctionnels consistent dans une augmentation ou une diminution de la force des battements du cœur, avec de l'oppression ou des defaillances, les mains et les pieds froids, des intermittences du pouls même chez les sujets relativement jeunes encore, et une augmentation ou une diminution de la mixtion. Les véritables accès d'angine de poitrine sont extrémement rares dans la première période de la diathèse urique; d'ordinaire ils ne peuvent survenir que quand il s'est formé un épaississement de la couche musculaire des petites artères et une hypertrophie du ventricule gauche. Ces accidents jettent souvent les malades dans un grand trouble et une grande inquiétude, parce qu'ils craignent chez eux l'existence d'une maladie organique déjà constituée, ou en train de se développer.

Dans ces cas-là les accidents inquiétants disparaissent bien vite en suivant un régime prescrit par moi.

6. L'angine de poitrine.

L'angine de poitrine est une maladie pénible et redoutée dans le cours de la diathèse urique. Les sujets d'un tempérament nerveux en sont plus particulièrement atteints. Elle ne se manifeste d'habitude que quand il s'est déjà formé une hypertrophie des parois musculaires des vaisseaux par suite de la contracture persistante des petites artères. Il y a aussi une angine de poitrine, ce qu'on appelle une névralgie du cœur, qui est de nature purement nerveuse et qui a son point de départ dans une lésion du grand-sympathique: il est facile de la distinguer de la première d'après sa manière d'être et son importance. Nous ne nous occuperons ici que de la première. Lorsque dans certaines conditions le sang est surchargé plus que d'habitude d'un excès des produits d'oxydation azotés, parmi lesquels l'acide urique joue le premier rôle, alors le spasme augmente dans les artérioles et il prend une forme aiguë. Par suite la pression du sang fortement augmentée et la pression dans les grosses artères forcent le cœur à des contractions très violentes et à une activité fatigante. Ce sont précisément ces phénomènes qui déterminent l'apparition de la douleur caractéristique dans la région du cœur.

7. Athérôme artériel.

Dans une phase plus avancée de la diathèse urique et par suite des circonstances déjà énumérées en partie, il peut survenir une dégénérescence athéromateuse des artères. Qu'entend-on au juste sous le nom de dégénérescence athéromatheuse ou athérôme des artères? On désigne par là un état particulier des vaisseaux sanguins, qui se constitue lentement et qui fait perdre peu à peu aux vaisseaux leur élasticité naturelle. Cette lésion est produite par la formation de tissu conjonctif dans les parois des vaisseaux, dont la couche musculaire a déjà subi un épaississement préalable: elle peut se montrer soit localisée à quelques artères, soit généralisée à la plupart des artères. La tension exagérée et continuelle des parois des vaisseaux joue un grand rôle dans la marche de cette lésion. Ces artères sous le doigt donnent une sensation de dureté et de tension. Quelquefois il se produit aussi un dépôt calcaire dans les parois vasculaires atteintes et l'on sent alors l'artère comme un tuyau dur sous le doigt: on observe aussi parfois une ossification partielle. Dans d'autres cas au contraire les artères athéromateuses subissent la dégénerescence graisseuse et alors elles deviennent épaisses et molles.

Les artères atteintes de dégénérescence athéromateuse sont souvent le point de départ d'autres maladies qui sont fort dangereuses. Tel est l'anévrysme. On désigne sous ce nom un renflement d'une section artérielle en forme de sac ou de fuseau qui se produit parce que l'artère affaiblie et déjà peut-être un peu touchée par la dégénérescence graisseuse, cède sous le coup de la pression intérieure et ne peut maintenir l'équilibre par une contre-pression correspondante de ces parois. L'anévrysme se produit le plus souvent aux points où par suite des conditions particulières, l'artère est obligée de faire un coude. Cependant les petites tumeurs anévrysmales ne sont pas rares dans la cavité crânienne. Il est facile de comprendre que les artères athéromateuses et les anévrysmes sont exposés à se rompre dans un temps plus ou moins éloigné. Par suite de la friabilité de leurs parois et par suite de leur dilatation de plus en plus grande, la résistance de ces parois devient de plus en plus faible. Chaque augmentation passagère de la pression du sang augmente le danger et l'imminence de la rupture. Tout effort physique du corps qui entraîne une augmentation de la pression du sang, comme la toux, la déterminent l'action de crier, les efforts pour aller à la selle etc., tout cela peut déterminer une rupture. D'un autre côté l'apparition brusque du froid peut aussi jouer un grand rôle à ce point de vue, car le refroidissement brusque de la peau refoule le sang vers les parties profondes du corps et par suite la pression sanguine est fortement augmentée. On donne à la rupture d'une artère et à l'hémorrhagie consécutive le nom d'apoplexie ou de coup de sang. Le cerveau est le siège habituel des attaques d'apoplexie, c'est ce qu'on appelle la congestion ou hémorrhagie cérébrale. Toutes les causes que je viens d'énumérer peuvent déterminer cet accident. Mais assez souvent, même pendant le repos absolu au lit, en se retournant ou en se relevant, le sujet peut être atteint d'une attaque d'apoplexie. Par suite des raisons expliquées plus haut, les attaques d'apoplexie sont très fréquentes en automne et les cas mentionnéts dans les journaux sont alors fort nombreux. Dans les attaques d'apoplexie la gravité du cas dépend de l'abondance de l'hémorrhagie, c'est-à-dire de la grandeur de la déchirure et du point du cerveau où elle siège. L'apoplexie peut se terminer par la guérison complète, cependant le sujet reste constamment exposé au danger d'être atteint à l'improviste d'une rechute de la maladie.

8. Dégénérescence graïsseuse du cœur.

La dégénérescence graisseuse du muscle cardiaque peut se manifester sous l'influence d'un grand nombre de causes différentes et elle peut même se montrer sous la forme aiguë. Dans l'obésité généralisée à tout le corps, le cœur lui-même, en outre de sa surcharge graisseuse peut prendre part lui-même au processus morbide. Cependant nous laisserons de côté ces accidents, parce qu'ils ne rentrent pas dans le cadre de notre étude. Nous nous occuperons seulement de la dégénérescence graisseuse du cœur qui en dernier ressort doit son origine à la diathèse urique. Quand l'état athéromateux est une fois constitué, le cœur est hypertrophié et ses cavités dilatées: ces lésions doivent se produire par suite des conditions énumerées plus haut:

alors les artères coronaires du cœur sont souvent envahies par l'athérome à leur tour et on y trouve fréquemment des dépôts calcaires et des ossifications. Les artères coronaires entourent le cœur en forme de couronne, c'est de là que vient leur nom, elles pénètrent en se ramifiant dans le parenchyme du cœur, portant le sang au muscle cardiaque et assurent ainsi la nutrition de cet organe. Par suite de leur dégénérescence, ces artères voient leur calibre devenir de plus en plus petit, de telle sorte que peu à peu il pénètre moins de sang dans le parenchyme cardiaque. Le résultat est une nutrition défectueuse du cœur, ce qui aboutit à la dégénérescence graisseuse. Il peut se produire de la même manière une obturation complète des artères coronaires qui peut déterminer un arrêt subit dans le fonctionnement du cœur.

Heureusement la dégénérescence graisseuse du cœur évolue très lentement et elle n'atteint pas l'organe tout entier. Il peut donc se passer dix, quinze et même un plus grand nombre d'années avant que le danger de mort ne devienne menaçant. Naturellement il ne faut pas qu'il survienne certaines complications, parce qu'alors le danger est beaucoup plus grand, quand bien même la dégénérescence graisseuse du cœur n'aurait pas encore fait de bien grands progrès.

Les personnes étrangères à la médecine comprendront très bien elles-mêmes qu'un cœur atteint de dégénérescence graisseuse perd de plus en plus de sa force d'impulsion: cette force d'impulsion doit donc être en raison inverse de l'extension des lésions de la dégénérescence graisseuse du cœur.

Au début ou tant qu'une petite partie du cœur est seulement atteinte, la dégénérescence graisseuse du cœur n'occasionne aucune manifestation symptomatique: aussi dans ces conditions le diagnostic en est excessivement difficile et même impossible. Mais quand la lésion est déjà avancée et qu'une grande partie ou même la totalité du cœur est atteinte, alors les symptômes de la dégénérescence sont suffisamment marqués; mais même alors il convient d'écarter certains états de faiblesse du cœur, qui proviennent d'autres causes et qui peuvent déterminer des symptômes semblables.

Quand la dégénérescence du cœur est généralisée, la vie du malade se trouve en danger continuel: il peut se produire ce qu'on appelle une apoplexie du cœur, un arrêt du cœur, c'est-à-dire un état du cœur où cet organe ne peut plus produire aucune contraction et qui peut à chaque instant amener la mort subite (asystolie).

Les symptômes auxquels on peut reconnaître ou tout au moins soupçonner le cœur gras sont les suivants: battements du cœur affaiblis et bruits du cœur faibles et imperceptibles, pouls faible, ralenti ou accéléré, couleur violacée des lèvres, extrémités froides, quelquefois glacées, de l'oppression, du vertige, une faiblesse générale et de la tendance aux défaillances. A ces symptômes s'ajoutent parfois des accès d'angine de poitrine, ou, s'il existe en même temps d'autres signes de la diathèse urique, le diagnostic de dégénérescence du cœur sera par cela même fortement corroboré.

9. Catarrhe pulmonaire.

Le catarrhe bronchique chronique, ou catarrhe pulmonaire, suivant le nom que lui donne le public, apparaît assez fréquemment dans la diathèse urique comme une affection indépendante, ou bien comme complication des autres manifestations de cette maladie: il se produit à la suite de l'irritation causée par l'acide urique sur la muqueuse des bronches. Ce qui le prouve bien, c'est d'abord la présence souvent constatée de cristaux d'acide urique dans les mucosités expectorées; en second lieu on constate le fait suivant: quand un accès de goutte se manifeste, le catarrhe bronchique disparaît souvent complètement; ou bien quand les symptômes d'un accès de goutte sont jugulés brusquement, il survient de la bronchite catarrhale. Ces observations démontrent bien le rapport intime qui existe entre le catarrhe pulmonaire et la diathèse urique. Le plus souvent le catarrhe pulmonaire complique la goutte, et son apparition et sa disparition alternent avec les autres manifestations de la diathèse urique, particulièrement avec les maladies de la peau. Les aggravations se produisent le plus fréquemment pendant la saison froide: à cette époque de l'année les accès d'asthme sont assez communs. A la longue il se forme ce qu'on appelle l'emphysème pulmonaire, c'est-à-dire une distension des poumons, par suite de la dilatation des vésicules pulmonaires et cette complication est souvent accompagnée d'une respiration pénible et de fréquents accès d'asthme: c'est ce qu'on appelle la dyspnée.

Les narcotiques, calmants ordinaires de la toux, et qui dans les autres cas de catarrhe pulmonaire contribuent beaucoup à soulager les malades, se montrent le plus souvent inutiles ici; tandis que les alcalins qui neutralisent l'acide urique, procurent un grand soulagement.

10. Maladies cutanées.

Les personnes atteintes de diathèse urique ont souvent à souffrir de différentes maladies de la peau. Ici ce n'est pas seulement l'acide urique qui intervient, mais ce sont aussi d'autres produits de désassimilation qui se trouvent dans le sang. Les maladies cutanées les plus fréquentes sont: l'eczéma chronique, le psoriasis et l'herpès.

Ces maladies sont toutes les trois très tenaces, pénibles et douloureuses et chez elles le traitement local ne donne que des résultats éphémères. En dehors des maladies cutanées que je viens de citer, on observe souvent chez les sujets en puissance de diathèse urique, du prurigo, des démangeaisons généralisées à toute la peau. Plus fréquemment encore il existe un prurigo localisé, particulièrement aux organes génitaux, aux bourses chez l'homme et aux grandes lèvres chez la femme, ou encore à l'anus: ces accidents déterminent chez les sujets qui en sont atteints une grande surexcitation et une gêne douloureuse et pénible. Dans ces cas-là l'urine possède souvent des propriétés irritantes; elle est fortement acide par suite de la présence des urates et quelquefois aussi elle contient des quantités assez considérables de sucre.

11. Lithiase biliaire. Troubles fonctionnels du foie. Calculs biliaires et coliques hépatiques.

Ces maladies ne sont pas la conséquence de la diathèse urique et elles n'ont aucun lien direct avec cette affection; mais elles présentent une très grande importance et méritent d'être étudiées ici. En effet il y a des gens qui ont été atteints de ces maladies pendant leur jeunesse et qui en ont été débarrassés à un âge plus avancé: ces personnes en revanche sont souvent atteintes de la goutte ou de toute autre forme de la diathèse urique; enfin la lithiase biliaire et la diathèse urique sont justiciables du même traitement. A cette catégorie se rattachent les personnes qui ont ce qu'on appelle un tempérament bilieux et on désigne l'état dans lequel elles se trouvent par le mot „biliosité“ ou cholémie. La cause de la cholémie réside dans un fonctionnement défectueux du foie; c'est ce qui détermine la formation d'un excès d'acides biliaires, et ces acides biliaires en pénétrant dans la circulation produisent la biliosité. La cholémie se montre déjà chez des sujets relativement encore jeunes: elle se traduit par des sensations anormales et se manifeste aussi par d'autres signes bien caractéristiques. Les sujets bilieux se plaignent continuellement d'un sentiment de malaise dans tout le corps; rien ne va bien chez eux: ils sont en contradiction permanente avec eux-même et avec leur entourage. Tantôt ils sont d'une humeur extraordinairement excitable, et tantôt ils sont en proie à un abattement qui peut aller jusqu'à la mélancolie: des explosions de démonstrations affectueuses alternent avec une sombre taciturnité. A ces troubles se joignent fréquemment des maux de tête, un mauvais goût dans la bouche, la langue chargée, des douleurs en différents points du corps et qu'on appelle points névralgiques; l'urine est foncée et les selles très fétides. La conjonctive présente une teinte jaunâtre bien marquée, c'est la teinte subictérique que l'on peut retrouver plus ou moins nette sur toute la peau.

Parmi ces accidents qui sont en rapport avec le fonctionnement défectueux du foie dans l'élaboration de la bile, il arrive parfois qu'il se produit de la gravelle et des calculs biliaires, dans les mêmes conditions que celles où se forment les calculs dans les reins. La gravelle biliaire peut gagner facilement l'intestin et être évacuée avec les selles: dans ce moment-là il semble souvent au malade que c'est du sable chaud qui franchit le rectum; de petits calculs biliaires peuvent aussi être éliminés de la même manière. Les calculs plus gros séjournent ordinairement dans la vésicule biliaire et peuvent déterminer différents accidents. Les petites pierres qui demeurent arrêtées dans le canal cholédoque, déterminent ce qu'on appelle les coliques hépatiques. Les coliques hépatiques se produisent dans des conditions tout à fait semblables à celles qui ont été décrites à l'occasion des coliques néphrétiques, seulement le siège de la douleur se trouve dans la région du foie, d'où elle s'irradie dans la région de l'estomac et dans la région supérieure de l'abdomen et aussi en arrière dans la région dorsale. Les coliques hépatiques peuvent récidiver après des intervalles de tranquillité plus ou moins longs, et ils sont ordinairement accompagnés d'une jaunisse qui peut persister pendant un laps de temps variable. Les coliques hépatiques, quand elles n'ont pas encore atteint une intensité bien grande et que la jaunisse fait encore défaut, sont très fréquemment confondues avec des crampes d'estomac: j'ai souvent observé de tels cas. Mais le diagnostic n'est pas difficile à établir quand on est bien à même de comprendre et de juger exactement l'état que nous avons désigné plus haut sous le nom de cholémie. Dans ces cas-là, c'est la gravelle biliaire simplement qui franchit le canal cholédoque et l'irrite en passant, mais ne l'obstrue pas, et qui cause ainsi les coliques. Mais que par la suite il se forme des calculs biliaires plus ou moins gros, ceux-ci sont serrés et étranglés à leur passage à travers le canal cholédoque et ils provoquent de violentes coliques hépatiques. Ces coliques sont ordinairement accompagnées de gonflement du foie et de jaunisse, et ces deux accidents peuvent de leur côté persister fort longtemps, après même que les accès de coliques ont disparu. Les calculs volumineux peuvent déterminer l'inflammation de la vésicule biliaire et des parties du foie avoisinantes, et vu l'imminence du danger on peut être amené à avoir recours à une intervention chirurgicale. Cependant il m'est arrivé bien des fois d'avoir à traiter des cas dans lesquels on pouvait sentir distinctement des calculs volumineux dans la vésicule biliaire; ces calculs ont disparu pendant le traitement, sans que l'on ait pu constater leur sortie. J'ai donc dû admettre que ce phénomène surprenant était le résultat d'une action dissolvante ou d'une désagrégation par dissolution, et dans ce résultat il convient bien certainement d'attribuer une part prépondérante au traitement.

On trouve un terrain très favorable pour le traitement dans la lithiase biliaire et dans l'ictère qui n'en est qu'une conséquence; mais la jaunisse peut aussi être déterminée par une autre cause, par exemple par l'effet d'une simple inflammation catarrhale. Depuis plusieurs années j'ai été appelé à donner mes soins à bien des malades atteints de lithiase biliaire et qui avaient vainement cherché à Karlsbad la guérison de leurs souffrances, et je puis dire, sans exagérer et sans me flatter, que tous ceux que j'ai eu à traiter et qui se sont rigoureusement soumis à mes prescriptions, sont arrivés à une complète guérison. Du reste ma méthode de traitement n'a rien de bien pénible, et même bon nombre de patients déclarent qu'ils la trouvent agréable. Cela m'entraînerait beaucoup trop loin si je voulais développer ici d'une façon détaillée ma méthode de traitement, en examinant tous les cas qui peuvent se présenter et en donnant des exemples à l'appui. Néanmoins je veux esquisser ce traitement à grands traits: l'idée fondamentale consiste à décharger complètement, pendant 2, 3 ou 4 semaines, le foie du travail ou de la tâche qui lui incombe. Ce but, je l'atteins de la façon la plus sûre, en prescrivant une cure de Kéfir, cure exclusive au début et plus tard combinée avec une cure de lait, tout en ne permettant aucune autre alimentation, si ce n'est l'usage de quelques petits pains par jour. Après avoir laissé écouler un certain laps de temps, au bout duquel on constate la disparition de l'ictère et de l'engorgement du foie et, cela va sans dire, des accès de coliques qui avaient persisté jusque là, alors je passe à une alimentation dans laquelle figure le poisson, le poulet, le veau, de légers farineux et quelques légumes; et ce n'est que beaucoup plus tard, en procédant toujours avec prudence et par tâtonnements, que j'en arrive à permettre le bœuf bouilli. Quand cet aliment est supporté sans accidents appréciables du côté du foie, j'en viens à la prescription d'un régime bien déterminé pour une période de temps très prolongée, et pour tout médicament je fais continuer l'usage de l'Uricédine encore pendant un temps indéfini. Ce médicament relève le fonctionnement du foie d'une manière très favorable et il fait disparaître les troubles dont cet organe était auparavant le siège. Comme boissons alcooliques, je n'en permets pas même une goutte pendant toute la durée du traitement, et même après j'interdis sévèrement l'usage de ces boissons pendant un laps de temps indéterminé.

Les résultats de ce mode de traitement sont absolument remarquables; naturellement il convient de le modifier d'une façon appropriée suivant les conditions individuelles de chaque malade; pour moi je possède un assez grand nombre de témoignages vivants en faveur de son efficacité. Comme exemple de ce mode de traitement, je veux citer entre autres un cas désespéré. Il y a quelques années j'étais prié de donner mes soins à la femme d'un cafetier bien connu de Vienne. Cette femme, âgée d'une cinquantaine d'années, souffrait depuis longtemps déjà de coliques hépatiques et il y avait déjà quatre mois qu'elle gardait le lit. Elle avait été traitée auparavant par plusieurs médecins, qui avaient même appelé deux professeurs en consultation et en fin de compte elle avait été abandonnée à elle-même. Je trouvai la malade dans un état lamentable: elle était d'une maigreur effrayante, avec un ventre gonflé, où l'on pouvait sentir seulement le foie engorgé et la vésicule biliaire distendue par les calculs. La faiblesse était si grande que la malade ne pouvait s'asseoir seule sur son lit: elle était jaune comme un citron sur toute la surface du corps. Tous les aliments qu'elle absorbait étaient rejetés au bout d'un instant. Les mouvements du cœur et les mouvements respiratoires étaient faibles, la température abaissée, le pouls misérable et filiforme. Pour ne pas la laisser mourir d'inanition, bien que l'estomac ne supportât rien et refusât toute nourriture, on forçait la malade à prendre des consommés, du rôti de bœuf et du vin généreux. Je me souciais peu d'entreprendre le traitement de cette femme dans cette situation désespérée; je le fis néanmoins sur les instantes prières du mari et des enfants et sur la demande de la malade elle-même, qui ne voulait plus se laisser soigner par aucun autre médecin. Comme elle avait précisément une forte attaque de coliques hépatiques au moment de ma première visite, je me vis forcé de lui faire aussitôt une injection de morphine; le jour suivant, je commençais le traitement, avec la réserve bien établie que, s'il ne se produisait aucune amélioration bien marquée dans la huitaine, je ne continuerais pas davantage le traitement pour mon compte. Déjà au bout de quinze jours le foie avait si bien diminué de volume que c'est à peine si l'on pouvait encore sentir le lobe gauche un peu au-dessous du rebord des côtes; la jaunisse avait presque complètement disparu; les accès de coliques ne s'étaient pas renouvelés; l'activité du cœur, le pouls et la respiration étaient plus énergiques, et la température normale; il n'y avait plus eu une seule fois des vomissements depuis le début du traitement. L'état général allait en s'améliorant de jour en jour et cela contribuait heureusement beaucoup à remonter le moral. C'est dans ces conditions que se produisit en deux mois le rétablissement et même la guérison; de telle sorte qu'au bout de ce laps de temps, on ne pouvait plus constater aucune augmentation de volume appréciable du foie, ni aucune trace de l'ictère. La malade qui ni avant, ni après sa maladie, n'avait jamais été à Karlsbad, jouit actuellement d'une santé excellente: elle suit un régime convenable et approprié à son état et ne se considère en aucune façon comme une victime du renoncement. J'ai encore en traitement précisément en ce moment un cas identique, bien qu'il soit moins grave: il s'agit d'une dame de Vienne, revenue de Karlsbad à l'automne dernier. La malade est plutôt en observation, car elle se déclare déjà elle-même complètement guérie.

12. Les dents et les ongles.

Certaines altérations pathologiques des dents et des ongles présentent une grande importance au point de vue du diagnostic, car elles se produisent à une époque où la diathèse urique n'a pas encore déterminé l'apparition d'aucun autre symptôme appréciable. Les dents semblent s'allonger par suite de la rétraction et de l'altération de la gencive: leurs saillies et leurs arêtes sont parfois comme émoussées et elles ressemblent alors plutôt à des chevilles qu'à des dents. Insensiblement elles se déchaussent toujours de plus en plus dans leurs alvéoles et elles finissent par tomber. Quelquefois ce processus est accompagné d'une périostite de la racine; la carie est très rare dans ces conditions. C'est ainsi qu'à la longue on peut perdre toutes ses dents, sans qu'elles aient été malades. La plupart des médecins et même les dentistes ne sont pas familiarisés avec les causes occasionnelles de ce processus. Et cependant il serait bien facile d'y remédier, si l'attention des malades eux-mêmes était attirée de bonne heure sur ces accidents singuliers, ou encore s'ils pouvaient attirer l'attention de leur médecin à ce sujet. Cela malheureusement n'a lieu que quand il est déjà trop tard et la conséquence c'est la perte inévitable des dents.

Ces accidents caractéristiques, sur lesquels ma brochure a attiré pour la première fois l'attention du public et des médecins, sont pour ainsi dire des avertissements qui annoncent l'imminence du danger et qui engagent à la prudence. Un médecin de Hambourg, son nom m'échappe, c'est le docteur Lindner, si je ne me trompe, après avoir lu ma brochure, a institué des recherches sur ces dents atteintes de gingivite expulsive, et sur le périoste des racines il a constaté des dépôts d'acide urique et d'urate de soude. Ce fait à lui seul éclaire les rapports entre les deux maladies d'une manière suffisamment évidente. En m'appuyant sur ces symptômes et sur plusieurs autres signes caractéristiques, et en m'adressant à bien des personnes dont quelquesunes ont un nom connu ou même célèbre, j'ai pu prédire, plusieurs années à l'avance, une attaque de goutte, une maladie des reins, du cœur et du système vasculaire et je les ai avertis d'avoir à renoncer à leur genre de vie habituel. Toutes ces personnes sont restées sceptiques et ont accueilli mes avertissements en hochant la tête et en haussant les épaules, et c'est seulement après la réalisation complète de mes prédictions qu'elles se sont répandues en témoignages de louange et de reconnaissance au sujet de mon coup d'œil de voyant et de prophète du diagnostic.

13. Le diabète sucré (glycosurie).

L'apparition passagère du sucre dans l'urine pendant le cours de plusieurs des manifestations de la diathèse urique, et particulièrement dans la goutte, démontre bien les liens intimes qui rattachent ces deux maladies l'une à l'autre. En effet chez les sujets atteints de goutte chronique, ou de troubles digestifs consécutifs à la diathèse urique, on voit parfois passer au second plan ou même disparaître complètement les accès ou les autres symptômes de la goutte, ou bien encore les troubles digestifs; mais en revanche on constate une élimination notable de sucre dans l'urine. Et réciproquement on voit souvent reparaître les symptômes de la goutte et les troubles digestifs, aussitôt que le sucre diminue ou disparaît dans l'urine. Voici la seule manière d'expliquer ce phénomène: le foie malade fonctionne d'une façon défectueuse, tantôt produisant de l'acide urique, tantôt en produisant du sucre: un de ces troubles fonctionnels succède à l'autre. Mais il arrive aussi que parfois les deux troubles existent côte à côte, et qu'ainsi la goutte et le diabète sont combinés l'un avec l'autre. Dans ce cas la situation du malade est sans contredit beaucoup plus mauvaise et le pronostic est très sombre. Dans d'autres cas au contraire la présence du sucre dans l'urine n'a aucune signification fâcheuse et elle n'aggrave pas le diagnostic. Du reste ces cas-là ne se rattachent pas au diabète proprement dit. En effet le diabète franc, indépendant de la diathèse urique. est une maladie grave qui aboutit à la consomption. Mais là encore il existe des degrés d'intensité qui présentent une grande importance au point de vue du pronostic. En général on peut dire que les hommes robustes et corpulents qui sont atteints de diabète véritable, peuvent vivre pendant très longtemps dans un état de santé relativement satisfaisant, tandis que les sujets maigres et délicats succombent au diabète vrai dans un temps relativement court.

La fréquence des cas de diabète qui augmentent de jour en jour à notre époque, est certainement en rapport intime avec le fardeau qui pèse sans relâche sur notre système nerveux et dont le poids augmente parfois tout d'un coup d'une façon écrasante: nous croyons devoir ajouter ici quelques mots à ce sujet.

Le diabète consiste essentiellement dans un trouble de la nutrition dont le symptôme caractéristique est l'élimination consécutive du sucre dans l'urine: la quantité éliminée peut varier dans des limites assez larges.

L'organe qui est principalement intéressé dans ce processus morbide, c'est le foie qui joue un rôle essentiel dans l'économie et qui préside à l'élaboration du sucre, tant à son assimilation qu'à sa désassimilation.

Quand par suite d'une cause quelconque cette fonction spéciale du foie est troublée dans son cours normal, alors se produisent bientôt les symptômes du diabète. Voici comment les choses se passent: ou bien le foie n'est pas en état de transformer complètement en glycogène le sucre formé au préalable par la digestion des aliments sucrés; alors le sucre est rapidement éliminé par les reins. Ou bien le glycogène, formé et accumulé dans le foie à l'état de combustible pour ainsi dire, cède au sang une plus grande quantité de ses réserves que cela n'est nécessaire pour subvenir aux besoins de l'organisme: alors cette substance est préalablement transformée en sucre par un ferment qui se trouve dans le foie et le sucre formé passe, bien vite dans l'urine pour être éliminé. Ces deux troubles fonctionnels ont bien certainement pour résultante le diabète.

Les cas légers que nous désignons sous le nom de glycôsurie semblent devoir être rattachés au second groupe des troubles fonctionnels du foie, tandis que les cas graves de diabète semblent être la conséquence des troubles fonctionnels de la première catégorie. Dans les cas légers de glycosurie, la quantité de sucre éliminé est faible, elle disparaît parfois complètement; souvent l'état général du sujet est peu ou pas affecté et la glycosurie se laisse facilement modifier par un traitement bien compris. Le diabète au contraire est une affection grave qui aboutit à la déchéance de l'organisme. Dans cette maladie l'élimination du sucre est considérable; elle subit bien une diminution notable sous l'influence d'un traitement convenable, mais on n'arrive jamais à la faire disparaître complètement, du moins pour un temps durable; pendant le cours de la maladie au contraire la santé générale est fortement compromise.

En général chez les sujets robustes et ayant de l'embonpoint le diabète n'a pas l'importance et la gravité qu'on lui attribue généralement: car l'expérience nous apprend que les diabétiques peuvent supporter la perte de grandes quantités de sucre pendant plusieurs années consécutives sans en éprouver aucun affaiblissement notable. Avec un régime alimentaire rationnel et un traitement bien compris, en admettant que d'autres maladies ne viennent pas compliquer le diabète, ces malades peuvent même atteindre un âge avancé. Les sujets maigres au contraire quand ils sont atteints du diabète, déclinent bien vite et ils succombent à la maladie dans un temps relativement court.

Au sujet du traitement du diabète, nous voulons ajouter ici encore quelques mots: au point de vue du régime, l'alimentation carnée exclusive a aussi de grands inconvénients, parce qu'à côté du diabète elle détermine l'apparition de la goutte.

Le traitement médical par l'opium et les brômures a donné un grand nombre de succès éphémères. Les alcalins qui dans la goutte répondent à une indication étiologique, agissent aussi d'une façon favorable dans le diabète: les alcalins sont tout indiqués pour modifier favorablement les troubles fonctionnels du foie. Pour remplir cette indication, je recommanderai ici tout particulièrement l'Uricédine Stroschein que j'étudierai plus loin et qui me semble être le meilleur et le plus commode de tous les alcalins connus.

14. Manifestations de la diathèse urique du côté du système nerveux.

a) Les maladies de l'estomac, consécutives à la diathèse urique, avec des accidents nerveux bien marqués, se montrent le plus souvent chez des sujets du sexe féminin doués d'un tempérament nerveux. Souvent elles constituent la seule et unique manifestation de la diathèse urique et elles peuvent même constituer la seule maladie dont ces personnes ont à souffrir pendant tout le cours de leur existence. Les effets toxiques de l'acide urique se font sentir dans ce cas-là soit sur la muqueuse elle-même de l'estomac, soit ce qui est peut être encore plus fréquent, sur les nerfs qui se ramifient dans l'estomac. Pourquoi donc l'acide urique détermine-t-il ces accidents! C'est là une question bien difficile à résoudre: on doit ici, comme on l'a déjà proposé à différentes reprises, avoir recours à une idiosyncrasie spéciale de chaque sujet par rapport à l'irritabilité et à la susceptibilité particulières de certains tissus et organes.

Ces affections se manifestent par des troubles digestifs très variés et de nature protéiforme. Ordinairement l'appétit est faible, rarement il est fort prononcé, bien qu'il existe souvent des envies et des caprices, qui font rechercher les aliments les plus indigestes. Peu après le repas, surtout quand il a été fait usage de la viande, il survient un malaise prononcé et une douleur au creux épigastrique; ensuite il se produit de la tension et du gonflement qui se trouve un peu soulagé par les renvois; un peu plus tard il y a des aigreurs. Il existe quelquefois aussi une sensation de brûlure et de grattement ou de raclement dans le gosier: cela provient des mucosités tenaces qui s'attachent à la paroi du pharynx, et qui forcent le malade à tousser continuellement. Ces accidents sont considérés par plusieurs auteurs comme un signe de la pharyngite goutteuse. Souvent, un peu après le repas, mais quelquefois aussi après un certain temps, il survient des vomissements. La douleur de l'estomac est souvent circonscrite à un point peu étendu et bien limité. Les crampes d'estomac, avec douleurs violentes et défaillances, frappent assez souvent les malades atteints de ces troubles digestifs. Dans ces cas-là, en dehors des symptômes mentionnés du côté de l'estomac, on observe encore des troubles du côté de l'intestin. Le plus souvent il y a de la constipation et cette constipation est suivie de diarrhée: en somme les selles sont très irrégulières.

De même que cela a lieu pour l'estomac, les gaz se ramassent dans l'intestin et leur évacuation est difficile et pénible. Cette accumulation de gaz occasionne des crises très douloureuses, surtout quand elle se produit du côté gauche, au niveau de la courbure du gros intestin. L'intestin peut être alors tellement distendu par les gaz qu'il exerce une pression pénible en haut à travers le diaphragme vers les organes thoraciques: il en résulte de l'oppression et des troubles dans les contractions du cœur. Il n'est pas rare d'observer des crampes de l'intestin, en particulier du colon transverse; c'est ce qu'on appelle un accès de colique: cet accident est accompagné de douleurs violentes et de défaillances.

Cette affection de l'estomac, connue aussi sous le nom de colique nerveuse de l'estomac, peut, surtout avec un traitement mal compris, persister sans changement pendant des mois et des années et déprimer considérablement le malade. Une amélioration relative et passagère se produit parfois à la suite d'une abondante élimination d'urates dans l'urine: ces sels se précipitent alors sous forme d'un dépôt de brique pilée. Après des souffrances prolongées pendant plusieurs années, il peut survenir brusquement un accès de goutte, qui peut amener la disparition de tous les accidents du côté de l'estomac. Ce phénomène quoique rare, a contribué essentiellement à éclairer l'étiologie de cette affection et mis les médecins sur le bon chemin pour le traitement. Mais ordinairement, après la disparition des manifestations aiguës de la goutte, le malade est repris de ses anciennes douleurs d'estomac.

Il est donc très important de reconnaître exactement cette affection de l'estomac, au point de vue étiologique, parce qu'alors on peut soulager beaucoup le malade en prescrivant un régime convenable, en faisant prendre pendant longtemps des alcalins à très faible dose et en engageant le patient à séjourner dans un pays montagneux et riche en oxygène. En suivant ces prescriptions avec persévérance, le malade pourra même arriver à une guérison complète puisque dans ces conditions la production de l'acide urique est réduite au minimum.

Souvent malheureusement ces affections ne sont pas exactement reconnues et elles ne sont pas traitées d'une façon convenable, au grand détriment des malades. Nous avons souvent rencontré des cas qui étaient considérés comme étant de la gastrite chronique, un ulcère rond et même comme un néoplasme suspect: nous sommes arrivé à guérir ces cas d'une façon très simple, parce que nous avons reconnu qu'il s'agissait là de dyspepsies nerveuses sur un fond de diathèse urique. Dans ces cas-là une erreur peut être commise par les médecins les meilleurs et les plus habiles, s'ils ne sont pas très bien familiarisés avec la question. J'ai traité un jeune commerçant, il y a deux ans à peine (cela fait maintenant 10 ans, en y ajoutant les 8 ans qui se sont écoulés entre la 1ère et la 2de édition de cette brochure): le malade avait été traité pour un ulcère rond de l'estomac, parce que depuis fort longtemps il avait présenté d'abord du catarrhe de l'estomac, avec pituites; plus tard il s'était plaint d'une douleur à un point bien circonscrit de l'estomac; mais son état allait toujours plutôt en s'aggravant qu'en s'améliorant. Après un traitement de deux mois, pendant lesquels il dut se soumettre aveuglément à mes prescriptions, il était complètement rétabli. Il a aujourd'hui fort bonne mine relativement: il a un air de santé, bien qu'il vive encore aujourd'hui d'après mes prescriptions et qu'il ne boive que de l'eau.

Quand une manifestation aiguë de la goutte est brusquement jugulée, par suite de certaines causes, et entre autres par suite d'un traitement intempestif par les enveloppements humides, il peut survenir une inflammation aiguë de l'estomac ou même d'un autre organe interne. On nomme cet accident métastase et l'on dit que la goutte est remontée: en d'autres termes la goutte quitte le point extérieur primitivement atteint, par exemple le gros orteil, et pour employer une expression populaire, elle remonte vers l'intérieur et y détermine une inflammation goutteuse. Pourquoi et comment le fait se produit-il? On n'a encore jamais pu jusqu'ici élucider cette question; cependant c'est là un fait bien établi par de nombreuses observations. Une inflammation de l'estomac se produisant dans ces conditions constitue une maladie extrêmement douloureuse et dangereuse: elle débute par un mouvement fébrile bien marqué, avec des douleurs violentes et des vomissements. Au début les vomissements sont aqueux, ensuite ils sont muqueux et bilieux et enfin ils deviennent couleur de marc de café et ils contiennent du sang. Si une diminution de l'inflammation tarde trop à se produire, les forces s'épuisent rapidement, le malade tombe dans le collapsus, comme dans les hémorrhagies internes, et il succombe.

Par bonheur de telles inflammations métastatiques de l'estomac ou des autres organes sont en somme relativement rares, en dépit des facteurs qui interviennent d'une façon nuisible.

Le traitement de ces maladies nerveuses spéciales de l'estomac concorde absolument avec celui qui a été indiqué à propos de la lithiase biliaire. Entre les deux dernières éditions de cette brochure, c'est-à-dire pendant les six dernières années, j'ai eu l'occasion de soigner un certain nombre de ces cas qui avaient déjà été soumis sans succès à divers traitements. Ma méthode de traitement dans ces cas-là encore soutint l'épreuve d'une façon brillante. Cependant on doit laisser passer quelques mois pour arriver à un résultat durable, de telle sorte que l'on puisse parler de la guérison. Pendant ce temps le malade doit rester sous le contrôle permanent du médecin et suivre religieusement ses prescriptions. Il est curieux de voir avec quelle rapidité mon traitement fait disparaître les troubles de l'estomac, même au début, alors que le Kéfir pur est seul employé, la mine devient meilleure, le caractère se relève, l'état de la nutrition et la santé générale redeviennent satisfaisants. L'examen de l'urine qui, avant le début du traitement, dénotait de fortes quantités d'acide urique libre et d'urates, accuse déjà au bout de quelques jour leur diminution bien marquée et même leur abaissement au-dessous de la normale. Quand le moment est venu de faire rentrer la viande au nombre des aliments permis, on procède de la façon décrite au sujet de la lithiase biliaire. J'emploie dans ce cas-là encore l'Uricédine à petites doses et je m'en trouve très bien: en outre je recommande instamment aux malades d'en faire un usage continu, avec quelques interruptions passagères.

Pendant les cinq dernières années les cas de ces affections de l'estomac, que j'ai eu à traiter, se sont beaucoup multipliés. Dans chacun de ces cas j'ai été surpris des erreurs de diagnostic et j'ai constaté, mais alors sans être surpris, que les différents traitements et les cures d'eaux répétées n'avaient donné aucun résultat et avaient même quelquefois été nuisibles. Tous ces cas grâce à mon traitement ont été complètement guéris en deux ou trois mois, et les patients reconnaissants étaient au comble de la joie, quand ils se voyaient ainsi absolument débarrassés de toutes leurs souffrances, si invétérées et si pénibles qu'elles eussent été. Je pourrais citer ici à l'appui de ce que j'avance un grand nombre de cas particuliers, mais je crois qu'il suffit de les mentionner tous ensemble.

b) Migraine.

La migraine est de toutes les névralgies la manifestation nerveuse la plus commune dans la diathèse urique: les femmes de tempérament nerveux en sont particulièrement atteintes. Un accès de migraine est souvent annoncé par un sentiment d'inquiétude et une grande irritabilité. Le siège de la douleur est ordinairement localisé à un seul côté de la tête, dans la région temporale, souvent limité au pourtour de l'œil; cependant la douleur peut de là s'irradier dans toute la moitié de la face et elle peut même s'étendre à l'autre côté de la tête. La douleur est très violente et elle est assez souvent accompagnée de vomissements. L'accès est toujours accompagné d'une grande sensibilité à l'égard de la lumière et du bruit. La migraine présente souvent une régularité extraordinaire dans le retour périodique des accès. Après une évacuation abondante d'urates dans les urines, la migraine disparait souvent pendant un laps de temps prolongé, mais elle revient facilement pour peu que l'on commette quelque écart de régime, sous le rapport des aliments et des boissons. La migraine et le rhumatisme de la tête sont fréquemment confondus l'un avec l'autre, bien que le siège, le genre de douleur et l'irradiation soient ordinairement bien différents dans les deux maladies. Au point de vue du traitement, le diagnostic exact de chacune de ces affections présente aussi une grande importance. J'ai débarrassé en 14 jours d'un rhumatisme de la tête la femme d'un officier supérieur: la maladie avait été prise pour de la migraine par des spécialistes en renom pour les maladies des femmes; c'était, disait-on, une de ces migraines qui se manifestent d'habitude au moment de la ménopause, ou retour d'âge. Après quatre mois de souffrances intolérables, qui rendirent la malade presque folle et lui donnèrent même des idées de suicide, elle demanda enfin mes soins: ce qu'elle avait absorbé de narcotiques variés pendant ce laps de temps devait certes avoir aussi contribué à l'aggravation de la maladie.

Les manifestations nerveuses de la diathèse urique comprennent encore la sciatique dans sa forme névralgique et la névralgie faciale. Ce sont toutes deux des maladies excessivement douloureuses. Elles montrent une certaine périodicité dans leur retour et elles coïncident parfois avec des attaques de goutte articulaire.

Le vertige accompagne fréquemment la migraine, mais il peut se montrer seul, sans migraine. Il ne présente ordinairement aucune gravité, bien que cet accident plonge souvent le malade dans l'inquiétude et la crainte.

Enfin l'insomnie est encore une manifestation nerveuse de la diathèse urique et cet état peut déterminer un affaiblissement considérable du malade Les narcotiques, destinés à provoquer un sommeil factice, dans ces cas-là, nuisent toujours à l'état général qui est déjà assez mauvais sans cela. Seul un traitement régulier et rationnel peut faire disparaître l'insomnie, en s'adressant à la maladie fondamentale.

c) Troubles nerveux de l'œil et de l'oreille.

J'ai eu l'année dernière l'occasion d'observer un cas de troubles de la vision et un cas de troubles de l'ouïe, l'un chez une femme de 36 ans et l'autre chez une femme de 40 ans: ces troubles devaient incontestablement être rattachés à la diathèse urique, car, bien qu'ils fussent déjà anciens, ils disparurent tous les deux en peu de temps après l'adoption d'un régime alimentaire convenable. La femme atteinte de troubles de la vision souffrait des troubles fonctionnels du cœur que j'ai décrits plus haut en leur lieu et place; d'un autre côté la femme aux troubles de l'ouïe était atteinte d'une gastralgie symptomatique. Les troubles de la vision consistaient en ceci: il semblait à la malade qu'il y avait comme un duvet devant l'objet qu'elle fixait: ce duvet ne lui permettait pas de percevoir distinctement l'objet qui semblait mal éclairé. Chez l'autre malade, les troubles de l'ouïe consistaient dans un bourdonnement pénible de l'oreille droite, bourdonnement qui devenait beaucoup plus fort pendant le séjour à la chambre. Comme je l'ai déjà dit, dans ces deux cas, les accidents disparurent bien vite après l'adoption d'un traitement diététique.

Le nerf optique peut devenir le siège de lésions graves sous l'influence de l'action urique, et cela peut même aboutir à la cécité complète: c'est là un fait bien établi par les observations et les recherches d'Angelucci, de Palerme. Dans 16 observations probantes, étudiant l'étiologie de ces graves accidents (inflammation du nerf optique), Angelucci a démontré que les sujets en question étaient atteints ou avaient été atteints de la goutte, de calculs des reins ou de la vessie, de rhumatismes etc. Il a aussi trouvé des dépôts d'urates dans les milieux liquides de l'œil, et il considère que l'action exercée sur le nerf optique est d'origine toxique et résulte vraisemblablement d'une décomposition chimique des urates dans l'humeur aqueuse et dans le corps vitré.

Les deux cas mentionnés plus haut, que j'avais pu observer moi-même, me décidèrent à diriger mes recherches de ce côté. Quand j'ai à examiner un malade atteint de goutte ou de toute autre forme de la diathèse urique, je ne manque jamais maintenant de l'interroger au sujet des troubles possibles de la vision et de l'ouïe, quand bien même il ne serait pas porté de lui-même à se plaindre à ce sujet. Car je suis convaincu que bon nombre de surdités à marche lente dépendent d'une inflammation insidieuse ou larvée du nerf acoustique, produite par l'action de l'acide urique; de même les cas de cécités à marche lente, comme les cas cités plus haut, sont attribuables à l'inflammation larvée du nerf optique, produite par l'action toxique de l'acide urique. Cela fait bien comprendre le fait que, dans le début, les troubles fonctionnels du nerf optique et du nerf acoustique sont déterminés simplement par l'action nocive de l'acide urique et ils peuvent persister pendant longtemps, jusqu'au jour où il se produit une inflammation véritable, ce qui finit par amener une modification complète dans la structure des tissus des organes et même l'abolition complète de la fonction spéciale des nerfs atteints. Ces considérations montrent bien combien il importe, dès le début, de tourner toute son attention sur le développement de ces maladies qui pèsent si lourdement sur toute la vie d'un homme; on doit chercher à se rendre compte s'il y a déjà des symptômes appréciables, objectifs ou subjectifs, de la diathèse urique, qui puissent être rattachés aux troubles de la vision ou de l'ouïe. Dans ces cas-là, si le traitement convenable est institué de bonne heure, on peut souvent prévenir un malheur irrémédiable.

Chapitre V.

Traitement de la diathèse urique.

Si nous consacrons un chapitre spécial de cette étude au traitement de la diathèse urique, le lecteur ne doit pas cependant nous demander, comme de juste, de lui donner en détail le traitement de toutes les maladies et de tous les accidents énumérés précédemment, et de lui fournir des formules et des prescriptions pour chaque cas particulier. Pour le lecteur qui n'a pas étudié la médecine, ce serait non seulement peu pratique, mais même absolument préjudiciable, sans compter que le profane n'est pas en état de se soigner lui-même Nous lui conseillerons plutôt très instamment de s'adresser en cas de besoin au médecin qui possède sa confiance et de suivre les prescriptions faites. Si le lecteur a suivi avec attention les explications données dans les chapitres précédents, il a déjà acquis un grand avantage: il est en état de reconnaître de bonne heure certaines manifestations de la diathèse urique qui sans cela auraient passé tout-à-fait inaperçues: par suite il pourra attirer l'attention de son médecin sur ce sujet. Plus les mesures nécessaires sont prises de bonne heure contre la maladie fondamentale, plus le résultat est certain; mais il faut encore que le médecin traitant soit parfaitement familiarisé avec cette matière, s'il veut que son intervention soit réellement profitable au malade qui lui a donné sa confiance.

D'une manière générale on peut cependant donner même aux profanes, pour le traitement de la diathèse urique, des prescriptions bien déterminées, d'après lesquelles ils pourront se diriger: c'est ce que nous nous proposons de faire dans la suite de cette étude.

Quand, par suite d'une insuffisance innée dans l'accomplissement de ses fonctions, ou par suite de différentes autres causes, que nous avons déjà étudiées et qui ne se manifestent d'habitude qu'à l'âge moyen, le foie en arrive à défaillir et à fabriquer relativement plus d'acide urique que d'urée, alors la constitution et le développement de la diathèse urique avec ses manifestations protéiformes est déjà un fait accompli. Mais on doit aussi rattacher à la diathèse urique certains cas où il n'y a pas une production exagérée d'acide urique, et où cependant les résultats funestes de cet état arrivent à se constituer. Dans cette catégorie, il faut en effet ranger les personnes dont les organes et les tissus possèdent une susceptibilité irritative particulière par rapport à l'acide urique. Ces faits étant bien établis, le plan du traitement sera facile à esquisser.

En premier lieu, le traitement doit consister en mesures préventives: c'est la prophylaxie; il faut ordonner et faire suivre certaines prescriptions diététiques qui sont capables d'empêcher la formation de l'acide urique en excès. En second lieu, il convient de faire usage de médicaments qui dissolvent facilement l'acide urique et qui déterminent son élimination hors du corps avec l'urine. En troisième lieu, il y aurait encore à mentionner les remèdes palliatifs, qui calment la douleur et d'autres remèdes analogues. Au sujet de ces derniers remèdes, en raison des considérations alléguées déjà plus haut, nous voulons garder le silence, d'autant plus que seuls les médicaments dissolvants de l'acide urique sont en état d'agir comme calmants de la douleur dans la majorité des cas.

Au point de vue prophylactique, les prescriptions diététiques sont d'une importance capitale. C'est un fait connu qui repose sur une expérience séculaire, que la diathèse urique non seulement est influencée favorablement par l'observation stricte d'un régime convenable, mais qu'en outre elle peut encore disparaître complètement dans ces conditions.

Pour l'entretien de notre organisme, nous devons absorber, avec nos aliments, une certaine quantité de substances albuminoïdes. Parmi ces substances la viande forme de temps immémorial la base de notre alimentation. Les produits ultimes de l'élaboration des substances albuminoïdes dans notre corps sont l'acide urique et l'urée. L'expérience séculaire nous montre que l'albumine contenue dans la viande est de toutes les substances azotées celle qui fournit le plus d'acide urique pendant son élaboration dans le corps De cela seul il résulte déjà naturellement que, dans le traitement de la diathèse urique, on doit réduire la consommation de la viande, jusqu'à la quantité suffisante pour satisfaire aux besoins de l'organisme.

Parmi les différentes sortes de viande, celle des grands animaux est en général plus nuisible que celle des petits. C'est pourquoi il conviendrait d'éviter la viande de bœuf, de veau, de mouton et de porc, ou bien de n'en user qu'en très petites quantités La viande blanche est préférable à la viande noire; cependant il est bon de ne pas ranger la viande de porc dans les viandes blanches: la chair du lapin est préférable à celle du lièvre. Le gibier est absolument interdit. La chair des volailles, celle de l'oie et du canard exceptée, mérite en général la préférence sur les autres espèces de viandes énumérées plus haut, et l'on doit recommander particulièrement les poulets jeunes.

Le poisson constitue une excellente nourriture dans la diathèse urique; mais ici encore il convient de tenir compte de certaines différences dans le choix du poisson. En général les poissons blancs, à chair tendre, sont toujours préférables à ceux dont la fibre musculaire est foncée. Les écrevisses, le homard et les huîtres ne doivent pas être interdits aux malades atteints de diathèse urique, quand il n'existe aucune répugnance contre ces aliments.

Tout de suite après la viande se placent les œufs, considérés comme aliments. Comme ils contiennent une forte proportion d'albumine et que cette albumine diffère très peu de celle de la viande, on ne doit pas en général les recommander.

L'albumine contenue dans le fromage, ce qu'on appelle la caséine du lait, est de toutes les substances albuminoïdes celle qui est le moins apte à former de l'acide urique pendant le cours de son élaboration dans le corps C'est pourquoi le régime lacté exclusif donne de très bon résultats dans un grand nombre de cas de diathèse urique, et en particulier dans la goutte. Depuis des années, dans différents cas, surtout au début du traitement, au lieu du régime lacté, je prescris une cure de Kéfir, et plus tard seulement je combine cette cure de Kéfir avec le régime lacté et ensuite avec d'autres prescriptions diététiques en rapport avec chaque cas particulier.

L'albumine végétale elle même, qui se trouve contenue surtout dans les légumineuses, possède elle aussi des propriétés semblables à celle de la caséine; c'est pourquoi les légumes à gousse, surtout les lentilles, constituent un bon aliment pour les malades atteints de diathèse urique; seulement il est bon de ne pas en abuser à cause de leurs propriétés flatulentes.

Les aliments farineux et les substances contenant du sucre sont des aliments permis dans toutes les formes de la diathèse urique: cependant on ne doit en consommer que peu à la fois, parce que dans le cours de leurs transformations ces aliments absorbent beaucoup d'oxygène et que par suite ils empêchent l'élaboration des substances albuminoïdes. Le pain, le riz, les pommes de terre, le sagou et le tapioca etc., sont parmi les aliments autorisés. Un plat de riz ou de semoule constitue un entremets à recommander. Au contraire tous les aliments compacts préparés avec de la farine doivent être interdits, surtout les tartes et les pâtés.

Les substances grasses sont des aliments permis. Seulement il est bon d'en faire un usage modéré pour les mêmes raisons que celles qui ont été indiquées à propos des aliments farineux et sucrés. Parmi les corps gras usuels, du bon beurre, bien frais, mérite la préférence, soit étendu en tartine sur du pain, soit même pour la préparation des autres aliments. Toutes les espèces de légumes mais surtout les légumes verts, rentrent dans la catégorie des aliments autorisés.

Quant aux fruits, presque tous, quand ils sont bien mûrs, peuvent être consommés largement, soit crus, soit mieux encore cuits ou en confitures. Pour le choix, surtout quand on les mange crus, il faut seulement prendre garde qu'ils ne contiennent pas un excès d'acide; et qu'ils ne contiennent pas trop de sucre, si on les mange en compote ou en confitures.

On doit sévèrement proscrire les aliments acides ou aigres, soit seuls, soit dans la préparation des autres aliments, parce que les acides diminuent l'alcalinité du sang et que par cela même ils favorisent la précipitation du urates et leur rétention dans le sang.

Une règle importante pour le régime dans la diathèse urique, c'est de veiller non seulement à la qualité, mais aussi à la quantité de la nourriture. Pour ce dernier point, il faut évidemment tenir compte des conditions individuelles: cependant il faut en général veiller à ce que, aux principaux repas, au nombre de trois par jour au maximum, on ne doit jamais manger jusqu'à ressentir un sentiment de satiété complète: on doit encore avoir faim quand on quitte la table.

On ne peut donner ici des indications précises sur la quantité et la qualité des aliments dont on doit user aux repas dans chaque cas particulier. C'est ici l'affaire du médecin et du patient lui-même de trouver la ration convenable. Le goût et les autres particularités individuelles ne peuvent être fixées à l'avance d'après une commune mesure. Il y a lieu d'introduire une certaine variété dans le choix et dans la préparation des aliments: il faut tenir compte de cette recommandation et varier les aliments, sinon chaque jour, mais au moins au bout de quelques jours.

Dans les dyspepsies nerveuses se rattachant à la diathèse urique, il sera bon de renoncer pendant quelque temps à l'usage de la viande. On essaye souvent de forcer ces malades à manger de la viande et peut-être même aussi à leur faire prendre un verre de bon vin, avec l'intention louable de les fortifier: ces essais n'aboutissent jamais qu'à une aggravation de la maladie. Au contraire on obtient un résultat on ne peut plus favorable en prescrivant un régime alimentaire composé de laitage, de farineux, de légumes et de fruits, et même une alimentation absolument végétarienne et en donnant comme boisson de l'eau pure ou de l'eau coupée de jus de fruits. Le retour à la viande ne doit se faire que lentement et prudemment, et au début on ne devra manger que du poulet bien tendre pour commencer. Dans la préparation de tous les aliments, quels qu'il soient, on devra renoncer à l'usage des épices fortes.

Dans tous les cas de diathèse urique les boissons sont un facteur de grande importance. En règle générale on doit considérer que toutes les boissons alcooliques sans exception sont mal supportées par les malades et que souvent même elles leur sont très préjudiciables. Il y a bien des sujets de cette catégorie qui ne peuvent supporter la moindre quantité de vin et de bière, de vin surtout, et qui par suite restent pendant toute leur vie de vrais buveurs d'eau. Ces personnes-là ne doivent jamais suivre le conseil, d'où qu'il vienne, de s'habituer au vin et à la bière, dans le but de se fortifier, comme on le leur affirme. Elles ne s'y habitueront pas et ne se fortifieront pas d'avantage. Et si, sur la foi d'une autorité quelconque, elles s'y voyaient forcées, une aggravation rapide et bien marquée se produira dans leur situation et cela les déterminera à opposer une résistance opiniâtre à cette contrainte.

Les sujets vigoureux et ayant de l'embonpoint qui sont atteints de la goutte ou d'autres formes de la diathèse urique, supportent en général très bien toutes les boissons alcooliques, néanmoins il convient d'en restreindre fortement la consommation, même chez eux;

des vins naturels, légers et non acides peuvent leur être accordés en quantité modérée. Au contraire les vins forts, incomplètement fermentés et les vins mousseux doivent être évités; il en est de même pour la bière et les autres boissons à base de malt. Dans tous les cas le vin et la bière ne doivent être pris qu'au moment des repas et jamais dans l'intervalle.

Comme boisson pour le matin et le soir, on permettra suivant le goût individuel de chaque malade, le café, le thé, le cacao et le chocolat. S'il était nécessaire de stimuler l'appétit, on pourrait permettre un petit verre d'eau-de-vie ou de vin, de temps en temps, mais non d'une façon habituelle.

Dans toutes les formes de la diathèse urique, une vie active et des exercices corporels de tout genre sont d'excellents auxiliaires du traitement général. Des promenades prolongées faites à différentes heures de la journée, des courses en voiture, et surtout l'équitation, la gymnastique, la natation, le patinage, des occupations mécaniques, mettant en jeu l'ensemble des muscles: comme scier ou fendre du bois etc., tout cela constitue des exercices que l'on doit chaudement recommander. Mais avant de conseiller ces exercices corporels, le médecin doit d'abord contrôler l'état du cœur et des vaisseaux sanguins. Un examen minutieux fait-il constater des signes de dégénérescence de ces organes, il faut alors interdire absolument tout exercice violent et ne permettre que les exercices qui seront exactement désignés par le médecin et qui peuvent être exécutés avec une dépense de force musculaire peu considérable. Les personnes qui par suite de l'intensité des accidents goutteux sont empêchées de se mouvoir librement, doivent autant que possible faire pratiquer sur elles-mêmes des mouvements passifs, et en outre elles doivent se faire conduire en plein air dans un appareil roulant, et elles doivent rester dehors plus ou moins longtemps suivant l'état de la température.

L'air pur et frais, riche en oxygène, est un facteur puissant qui contribue à l'élaboration des substances albuminoïdes et qui empêche la formation de l'acide urique. C'est pourquoi les sujets atteints de diathèse urique doivent, quand leur situation le leur permet, séjourner pendant un certain temps dans des régions, où ces conditions se trouvent réunies. Les stations élevées et l'air de la mer répondent le mieux à cette indication; cependant il convient de tenir compte ici jusqu'à un certain point des refroidissements possibles et de se prémunir en conséquence avec des vêtements appropriés. Les personnes auxquelles leur situation ne permet pas les déplacements vers de telles stations, doivent, si c'est possible, passer tous leurs moments de liberté au grand air, dans leur résidence.

Les vêtements de ces malades doivent toujours être chauds, mais légers, afin d'entretenir dans de bonnes conditions l'activité des fonctions cutanées: les personnes goutteuses surtout ne doivent pas négliger ces précautions. Des vêtements de dessous en laine ou en flanelle, épais pendant l'hiver, plus légers pendant l'été, protégeront la peau contre le froid et les changements de température et éviteront à ces malades les refroidissements, qui chez eux aboutissent souvent à une terminaison fatale. Quand la diathèse urique a déjà déterminé des lésions, même peu marquées, du côté du système vasculaire ou du côté des reins, il convient d'attacher la plus grande importance à la protection de la peau et à un vêtement convenable, sans quoi les refroidissements peuvent amener brusquement la mort, par suite de la stase et de la pression du sang dans les vaisseaux.

Le travail intellectuel, qui d'habitude s'associe à une vie sédentaire, est un facteur très puissant dans l'étiologie de la diathèse urique, et on doit donc s'en abstenir complètement pendant un certain temps, ou tout au moins le réduire au minimum possible.

En second lieu, il convient d'étudier le traitement curatif proprement dit, c'est-à-dire le traitement médicamenteux dans toutes les formes de la diathèse urique. Sous ce rapport les dissolvants de l'acide urique jouent le rôle fondamental. Les dissolvants de l'acide urique ne sont pas capables en vérité d'empêcher la production normale ou exagérée de l'acide urique, mais ils se combinent avec l'acide urique déjà formé, partout où ils le rencontrent dans le corps, et ils le font s'éliminer à l'état soluble. Les véritables dissolvants de l'acide urique qui remplissent ces conditions, sont représentés uniquement par les alcalins, parmi lesquels la lithine, la soude et la potasse sont les plus actifs. Tous les autres remèdes n'ont pas du tout atteint le but proposé, qu'ils aient été lancés comme remèdes secrets, avec force réclame, ou que l'on ait fait connaître leur composition; et même, quand ils contenaient des alcalins associés maladroitement à d'autres médicaments, ils n'ont atteint leur but que très incomplètement, et c'est ce qui fait qu'aucun d'eux n'a survécu dans la pratique.

On prescrit aux malades les alcalins sous forme de préparations officinales et magistrales, ou sous forme d'eaux minérales spéciales. Les eaux les plus répandues et le plus souvent prescrites sont celles de Karlsbad, d'Ems, de Wiesbaden, de Hombourg, de Vichy etc., qui jouissent d'une réputation séculaire, tandis que de nos jours la source Salvator et la source de la Couronne obtiennent fréquemment la préférence.

Quand on prescrit les alcalins, que ce soit sous forme de préparations pharmaceutiques, ou sous forme d'eaux minérales, peu importe, si l'on en donne des doses massives, ou si l'on recommande des eaux minérales qui en contiennent des quantités notables; il faut ici tenir compte d'une chose, c'est que le malade devra faire un usage continu des alcalins, avec quelques interruptions passagères; de cette façon on réalisera d'une façon avantageuse l'élimination journalière de l'acide urique hors du sang et des humeurs du corps. Aussi il a été et il est encore d'une bonne pratique, d'un bout de l'année à l'autre, de faire prendre chaque matin aux malades un verre d'eau minérale chaude et de ne pas se contenter de leur faire prendre patience en escomptant les bons effets d'une cure d'eau en perspective et en leur affirmant qu'à la fin de cette cure, ils obtiendront une guérison définitive ou tout au moins un soulagement de leurs souffrances.

Nous possédons aujourd'hui un précieux succédané des eaux minérales et des alcalins habituels: c'est l'Uricédine Stroschein; c'est un produit chimique, sorti depuis peu du laboratoire de J. E. Stroschein. Ce médicament, d'après mes expériences personnelles, me semble appelé à prendre la première place parmi tous les remèdes employés jusqu'ici dans le traitement de la diathèse urique.

L'Uricédine Stroschein est un produit que l'on obtient en employant le jus de citron frais, pour la préparation.

L'action de l'Uricédine Stroschein dans les manifestations de la diathèse urique est beaucoup plus simple et plus rapide que celle des eaux minérales énumérées plus haut et que celle des alcalins tirés de l'officine du pharmacien: cette action est complètement dépourvue des inconvénients souvent fort désagréables qui surviennent à la suite de l'emploi prolongé des autres médications.

Les recherches expérimentales du professeur Mendelsohn, de Berlin, ont démontré que l'Uricédine Stroschein, pendant son passage à travers l'organisme, communique à l'urine des propriétés dissolvantes, ce qui concorde absolument avec nos essais et nos observations cliniques sur le même sujet.

Les résultats des recherches expérimentales et des observations cliniques du professeur Mendelsohn avec l'Uricédine Stroschein ont été l'objet d'une communication qui a été faite au congrès médical tenu à Wiesbaden, en avril 1893. Cette communication très intéressante sur la Thérapeutique de la diathèse urique contient des détails qui seraient incompréhensibles et sans utilité pour les lecteurs qui ne sont pas médecins: je me contenterai de citer ici les conclusions contenues dans cette communication, au sujet de la valeur et de l'activité de l'Uricédine Stroschein. Voici ces conclusions: „L'Uricédine possède une propriété essentiellement caractéristique, à savoir: mise en contact avec de l'acide chlorhydrique, elle ne se combine qu'en partie avec l'acide, et par suite elle n'exerce aucune influence fâcheuse sur la digestion stomacale: c'est là un fait qui du reste a été confirmé au point de vue clinique par un grand nombre d'observations directes.“

Le médicament en question a un avantage incontestable: on peut en faire un usage prolongé, sans déterminer aucun accident consécutif quelconque, et en particulier sans fatiguer l'estomac. Même de fortes doses de 16 à 20 grammes par jour, et même davantage, en dehors d'une légère diarrhée, n'ont jamais amené de troubles consécutifs. D'un autre côté, l'administration de faibles doses de 1 ou 2 grammes permettra de maintenir l'urine faiblement acide ou même neutre; l'effet obtenu est toujours le même et constant: l'urine est en état de dissoudre l'acide urique, et je désirerais me permettre de recommander ici à mes confrères d'expérimenter personnellement ce médicament. „Des essais qui ont été faits avec l'Uricédine par un grand nombre de malades atteints de diathèse urique, il résulte que l'urine de ces malades a acquis la propriété, non seulement de transformer l'acide urique insoluble en urate de soude acide facilement soluble, mais qu'en outre l'urine à la température du corps se sature si bien de ce sel que, après refroidissement de l'urine, une certaine quantité d'urate de soude se précipite, parce qu'elle ne peut plus rester dissoute dans ce milieu plus froid; mais si l'on chauffe l'urine, ce dépôt se redissout aussitôt de lui-même. Cette action semble devoir être attribuée principalement au citrate de soude, contenu dans la préparation".

L'Uricédine Stroschein a des qualités suffisantes pour pouvoir être utilisée tout en continuant l'usage des eaux minérales dans la diathèse urique et même à un certain point de vue ce médicament surpasserait même les plus efficaces et les plus répandues de ces eaux: l'Uricédine ne contient pas de sels calcaires. C'est précisément dans les sels calcaires contenus dans les eaux minérales que me semble résider le grand danger de la formation de calculs secondaires.

On peut résumer de la façon suivante les résultats obtenus pendant une période prolongée dans le traitement des formes les plus variées de la diathèse urique.

Un des résultats les plus frappants et les plus rapides fut l'action favorable de l'Uricédine Stroschein dans le calcul des reins avec coliques néphrétiques antérieures, et élimination consécutive de calculs petits et gros, et enfin élimination prolongée de gravelle et de sable dans l'urine. L'envie pénible et continuelle d'uriner et la brûlure douloureuse pendant la mixtion disparaissent très rapidement; l'urine redevient bientôt claire, ne laissant plus déposer aucun sédiment, et les accès de coliques néphrétiques disparaissent complètement avec l'usage prolongé de l'Uricédine, quand bien même auparavant elles se seraient reproduites régulièrement à quelques semaines d'intervalle.

Un succès tout aussi brillant fut obtenu dans les coliques hépatiques: en effet les douleurs persistant encore dans la région du foie et de l'estomac après un de ces accès, furent supprimées très rapidement et on vit disparaître en très peu de temps une jaunisse qui se produisait à peu près régulièrement à la suite de chaque attaque. Dans ces cas-là non plus, il n'y a pas eu de rechute grâce à un usage continuel de l'Uricédine.

L'action de l'Uricédine est merveilleuse dans le rhumatisme musculaire chronique qui se lie à un état très douloureux et à de la raideur des muscles atteints avec de la difficulté ou l'abolition des mouvements volontaires. Dans ces cas-là cependant le médicament doit être pris pendant très longtemps avec patience et persévérance: on arrivera à un succès certain, quand bien même la maladie remonterait déjà à plusieurs années, et le patient se verra largement récompensé pour la confiance qu'il aura mise dans l'Uricédine Stroschein. Nous avons reçu des remercîments oraux et écrits d'une foule de malades de cette catégorie que nous avons soignés exclusivement avec l'Uricédine Stroschein.

Dans la goutte articulaire chronique, avec ses accès fréquents du côté d'articulations atteintes depuis des années, dans leur voisinage immédiat, ou dans des points éloignés de ces jointures, l'Uricédine Stroschein s'est montrée très efficace, en ce qu'elle a fait disparaître très rapidement les douleurs. Cependant les malades qui sont atteints de goutte chronique doivent faire un usage continuel de l'Uricédine, s'ils veulent arriver à des résultats bien marqués et à une amélioration durable. Ce médicament permet de se mettre d'une façon assurée à l'abri des accès aigus.

La bronchite chronique, reposant sur un fond de diathèse urique, constitue un terrain très favorable pour le traitement par l'Uricédine Stroschein. Les accidents pénibles de l'asthme, la toux quinteuse et fatigante, l'expectoration abondante disparaissent dans un temps relativement court et ne reviennent jamais, quand on ne fait pas de trop longues interruptions dans l'usage du médicament.

Les troubles digestifs si pénibles qui se produisent chez les arthritiques, et qu'on désigne sous le nom de dyspepsies symptomatiques de la diathèse urique, sont modifiées très favorablement par la médication de l'Uricédine Stroschein. Dans ces cas-là cependant, en outre des autres mesures énumérées déjà plus haut il faut faire usage seulement de petites doses répétées d'Uricédine, environ 0,50 centigr. à 1 gramme, deux ou trois fois par jour.

L'action de l'Uricédine n'est pas moins favorable dans toutes les autres formes de la diathèse urique énumérées plus haut, car dans tous ces cas, pourvu qu'ils aient été bien exactement étudiés et diagnostiqués, le médicament répond bien à l'indication étiologique.

Les observations et recherches cliniques dans le traitement des différentes formes de la diathèse urique par l'Uricédine Stroschein ont conduit aux conclusions suivantes: pendant son passage dans le corps et par suite de transformations chimiques, l'Uricédine Stroschein dissout l'acide urique libre ou faiblement combiné qui se trouve en excès dans le sang, aussi bien que d'autres substances étrangères provenant des échanges moléculaires, comme il s'en rencontre dans le sang; l'Uricédine permet ainsi à l'acide urique de s'éliminer, tandis qu'une partie du médicament peut encore passer dans l'urine et lui communiquer ses propriétés dissolvantes de l'acide urique.

En dehors de son action spéciale pour la dissolution de l'acide urique et de ses effets diurétiques, l'Uricédine Stroschein fait encore dans tous les cas sentir son action bienfaisante par l'augmentation de l'appétit, la rapidité plus grande de la digestion, la facilité des selles et l'amélioration de l'état général: toutes ces qualités augmentent encore d'une façon notable la valeur propre du médicament.

Dans ces huit dernières années, c'est-à-dire pendant le laps de temps qui s'est écoulé entre la 1ère et la 3e édition de cette monographie, mes observations se sont considérablement multipliées au sujet de la valeur et de l'efficacité de l'Uricédine. Je l'ai employée dans presque tous les cas de diathèse urique et dans le maladies qui s'y rattachent, et je me suis fait empiriquement des points de repère pour le moment précis où le remède doit être commencé ou interrompu. Je me crois pleinement autorisé à déclarer que l'Uricédine doit revendiquer et conserver la première place parmi tous les médicaments préconisés et connus jusqu'à ce jour. Ce n'est pas seulement mon opinion personnelle, mais c'est aussi l'avis de bon nombre de médecins qui ont employé le médicament et d'autres qui m'ont consulté pour leur compte personnel et qui ont pris de l'Uricédine avec un succès incontestable. On a publié des rapports importants de médecins de tous les pays au sujet de l'action favorable de l'Uricédine et des résultats surprenants qu'elle a donnés dans les différentes formes de la diathèse urique: il convient de mentionner particulièrement la communication du professeur Senator, conseiller intime à Berlin, ainsi que les rapports du docteur Langstein, médecin des Bains de Teplitz-Schönau; du professeur Fasano, de Naples; du docteur Finkelstein, de Jassy en Roumanie; du docteur Oberleyer, de Wissembourg; du docteur Braun, de Cologne, et de médecins américains, le docteur Craig, de Danbury, et le docteur Stern, de New-York, sans compter un très grande nombre d'observations particulières recueillies par des médecins allemands et étrangers. J'éprouve une bien grande satisfaction en constatant que c'est mon étude qui a attiré pour la première fois l'attention d'un grand nombre de médecins qui ont témoigné des bons effets de l'Uricédine pendant ces dernières années: leur attention avait été attirée par ma monographie qui les a décidés à faire des recherches expérimentales à ce sujet. Je ne veux pas m'étendre davantage ici sur les louanges presque unanimes des malades qui font usage de l'Uricédine. Si de côté et d'autre on a reproché à l'Uricédine quelques inconvénients et quelques défauts, nomina sunt odiosa, cela provient malheureusement d'une concurrence malveillante qui se dissimule souvent sous le manteau de la science pure. Pour juger l'action d'un médicament, dont la composition doit être exactement connue, les observations et les essais cliniques, aussi bien que les conclusions qui en découlent, doivent jouer le rôle fondamental. Les conclusions qui sont basées sur les réactions réciproques d'un médicament sur certains produits du corps, par suite d'actions chimiques se passant en dehors de l'organisme, ces conclusions sont le plus souvent erronées quand on veut les appliquer aux actions chimiques, qui se passent à l'intérieur de l'organisme.

La consommation toujours croissante de l'Uricédin Stroschein a tellement augmenté pendant ces deux dernières années, que l'on peut déjà la considérer comme un remède populaire qui semble appelé auprès du public à prendre place à côté de la poudre effervescente, la poudre de Sedlitz, ou le sel de Karlsbad. Je reçois chaque jour des lettres de tous les pays, me demandant des renseignements précis au sujet de l'administration de l'Uricédine, la durée de l'emploi, les interruptions etc.; je réponds, autant que possible et bien volontiers, à ces lettres, quand il ne m'est pas absolument nécessaire de voir et d'examiner au préalable le malade. Chose étrange, ces demandes de renseignements sont souvent accompagnées d'un mot, me priant de vouloir envoyer à telle ou telle adresse tant de flacons d'Uricédine: comme si j'avais un dépôt d'Uricédine chez moi! Pour les lecteurs de cette brochure, je voudrais donc bien faire remarquer ici que l'on peut trouver l'Uricédine Stroschein dans presque toutes les pharmacies: en tout cas on peut toujours se procurer ce médicament par l'intermédiaire de son pharmacien. Du reste je suis tout disposé à faire expédier l'Uricédine par un pharmacien de la ville à toutes les personnes qui s'adresseront à moi à ce sujet.

Quant au mode d'administration nous avons reconnu qu'il était le plus avantageux de le régler de la manière suivante, du moins quand il n'y a pas encore de prescription médicale particulière. Au début de la cure, pendant les trois premiers jours, matin, midi et soir, on prendra chaque fois une cuiller à café d'Uricédine, dissoute dans de l'eau froide ou chaude; et à partir du 4e jour, on prendra seulement une cuiller à café le matin, on bien une demi-cuiller à café le matin et autant le soir. Cette quantité d'Uricédine correspond à la dose moyenne que l'on diminuera dans certains cas particuliers et que l'on pourra parfois augmenter, mais plus rarement.

La durée de l'administration de l'Uricédine est indéterminée et illimitée. Des personnes atteintes d'accidents graves, attribuables à la diathèse urique, peuvent et même doivent faire usage de l'Uricédine pendant toute leur vie; de cette façon elles pourront s'épargner bien des douleurs, des souffrances et des accidents. En tout cas il convient de faire de temps en temps quelques interruptions, plus ou moins longues, dans l'emploi de l'Uricédine. Ici il faut se régler sur la forme de la maladie, l'état général du malade et les avis du médecin.

Pour mettre entre les mains du malade un moyen de contrôle

certain pendant l'usage du médicament, le laboratoire Stroschein joint à ses préparations d'Uricédine des papiers-réactifs bleus et rouges. Avec une bande de ce papier le malade peut se rendre compte si son urine est acide, neutre ou alcaline.

Dans beaucoup de cas de diathèse urique, l'acidité de l'urine est notablement augmentée. Le public doit noter que les bandes de papier bleu deviennent aussitôt rouges, quand elles sont plongées dans une urine acide, et cette coloration rouge est d'autant plus prononcée que l'urine est plus acide. Dans les urines neutres ou alcalines, la bande bleue ne change pas de couleur. D'un autre côté, quand la bande de papier rouge est plongée dans une urine qui est alcaline, aussitôt elle se colore en bleu et cette coloration bleue est d'autant plus marquée que l'urine est plus fortement alcaline. Dans les urines neutres ou acides, la bande rouge ne change pas non plus de couleur.

Avec l'usage de l'Uricédine, l'urine acide devient alcaline d'une façon bien marquée quelquefois déjà au bout de 24 heures, mais d'habitude au bout de quelques jours seulement. Quand le malade a constaté avec les bandes de papier rouge l'état d'alcalinité de son urine, il peut alors interrompre, pendant un ou plusieurs jours, l'emploi de l'Uricédine et la reprendre ensuite quand, dans l'intervalle, il s'est assuré que son urine est déjà redevenue acide. Il est bon d'observer constamment ces alternatives dans l'emploi de l'Uricédine. Quand la réaction de l'urine est neutre, c'est-a-dire quand les bandes de papier ne changent pas de couleur, ni l'une ni l'autre, au moment où on les plonge dans l'urine (successivement), alors il n'y a pas lieu d'interrompre l'administration de l'Uricédine.

L'Uricédine Stroschein est mise à la disposition des malades sous une autre forme à la fois plaisante et agréable. En effet M. Stroschein a eu l'heureuse idée de préparer des tablettes ou pastilles d'Uricédine: il y a des pastilles d'Uricédine de 0,50 centigr. et de 1 gramme. Cette préparation officinale sera en particulier fort appréciée pas les malades qui éprouvent une répugnance invincible à l'égard des médicaments et des drogues.

Au point de vue prophylactique, quand il existe une tare héréditaire, une prédisposition, ou dans les premières périodes de la diathèse urique, l'Uricédine Stroschein constitue un médicament d'une valeur inestimable, parce que l'usage constant de ce médicament peut en quelque sorte étouffer la maladie dans son germe. L'Uricédine

Stroschein est jusqu'a un certain point un spécifique, c'est-à-dire un correctif du processus morbide dans l'organisme.

Un autre avantage qui n'est pas à dédaigner, c'est l'excessif bon marché de l'Uricédine, en comparaison du prix des autres remèdes préconisés dans le même but.

Pour terminer nous voulons encore ajouter quelques mots sur les cures thermales dans la diathèse urique.

On ne peut mettre en doute, ni discuter l'utilité de l'emploi de l'eau et des bains dans une des stations renommées comme Karlsbad, Wiesbaden, Hombourg, Vichy etc.; mais il ne faut pas compter qu'un séjour de quelques semaines dans une de ces stations pourra amener la guérison des accidents provenant de la diathèse urique. Dans la plupart des cas, à la suite de ces cures thermales, il se produit une amélioration, quelquefois même on observe des résultats surprenants; cependant les résultats favorables, que l'on a obtenus, ne doivent pas être attribués exclusivement aux eaux et aux bains. Le grand air, chargé d'oxygène, un séjour charmant, le changement de vie, la stricte observation d'un régime diététique, un surcroît de mouvement et d'exercice, tout cela constitue les facteurs essentiels qui exercent cette influence favorable et cette action bienfaisante, et qui contribuent au succès tout autant pour le moins que les eaux et les bains. Car de même que les eaux et les bains déterminent l'élimination de l acide urique et l'augmentation de l'alcalinité du sang, ainsi les autres facteurs activent puissamment les échanges moléculaires, et en augmentant les oxydations, ils contribuent à une élaboration rapide et complète des substances albuminoïdes.

Les bons effets de ces cures thermales ne sont donc que temporaires et passagers, car quand le patient rentre chez lui et retombe dans son ancienne manière de vivre, à laquelle il lui est peut-être impossible de se soustraire, les anciens accidents reparaissent. Les gens riches peuvent bien à la vérité se permettre un long séjour chaque année dans une de ces stations thermales, et vivre ensuite en se conformant aux prescriptions du médecin traitant; mais le gens peu fortunés qui sont si heureux de pouvoir faire une saison aux eaux, une seule fois peut-être dans le cours de leur existence! ces gens-là sont forcés de revenir à leur ancien genre de vie et de supporter avec résignation leurs anciennes souffrances. C'est à eux surtout que l'Uricédine Stroschein apporte la joie et le réconfort, en remplaçant avantageusement le traitement thermal!

Uricédine Stroschein.

L'Uricédine Stroschein a fait ses preuves: c'est le médicament le plus sûr et le plus efficace pour combattre la goutte, les coliques néphrétiques, les calculs de la vessie, la gravelle et les autres maladies consécutives à la diathèse urique, aussi bien du reste que les affections de nature rhumatismale. **L'Uricédine** a été préconisée d'abord au XIIe congrès de pathologie interne, tenu à Wiesbaden du 12 au 15 avril 1893. En tant que médicament nouveau, l'Uricédine a produit une révolution dans le domaine de la thérapeutique de la goutte, des coliques néphrétiques, des coliques hépatiques, de la gravelle, des calculs de la vessie et de la vésicule biliaire, de la goutte ou podagre et de toutes les autres affections qui se rattachent à la diathèse urique, aussi bien que pour le traitement des maladies rhumatismales. Des médecins renommés ont expérimenté ce médicament en Allemagne et à l'étranger et son efficacité s'est prouvée d'une façon éclatante dans tous les cas traités.

Ce médicament se trouve dans le commerce sous le nom **d'Uricédine Stroschein** et on peut se procurer **l'Uricédine Stroschein** dans toutes les bonnes pharmacies.

L'Uricédine Stroschein n'est pas un remède secret: sa préparation a pour base le jus de citrons frais. 100 parties **d'Uricédine** contiennent:

Citrate de soude	62,700
Sulfate de soude	29,694
Chlorure de sodium . .	1,206
Acétate de soude . . .	1,320
Tartrate de soude . . .	1,500
Malate de soude	1,550
Fer	0,040
Pectinate de soude . .	1,170
Matières extractives . .	0,820
Total:	100,000

Ayant constaté un cas de falsification grossière de **l'Uricédine**, je ne délivre plus ce médicament qu'en flacons spéciaux. Il y a lieu de n'accepter ce médicament que quand l'emballage est intact et fermé: une boîte carrée contient un flacon en verre bleu avec l'inscription coulée dans le verre: **„Uricédine Stroschein."**

La figure ci-dessus reproduit le flacon, grandeur naturelle. Chaque flacon contient environ 140 grammes **d'Uricédine Stroschein.** Le flacon est fermé par un bouchon de liège, recouvert d'une capsule métallique formant pas de vis. Une bandelette de papier est collée autour du goulot pour que le flacon ne puisse être débouché avant d'être vendu. L'étiquette porte ma signature figurée ci-dessous:

J. E. Stroschein

J. E. Stroschein, fabrique de produits chimiques,

Berlin S.O. 36.

www.ingramcontent.com/pod-product-compliance
Ingram Content Group UK Ltd.
Pitfield, Milton Keynes, MK11 3LW, UK
UKHW022117260726
13993UKWH00003B/1070